AF306917

Eduardo Álvarez

Evolução da dentição

Eduardo Álvarez

Evolução da dentição

Atualização

ScienciaScripts

Imprint

Any brand names and product names mentioned in this book are subject to trademark, brand or patent protection and are trademarks or registered trademarks of their respective holders. The use of brand names, product names, common names, trade names, product descriptions etc. even without a particular marking in this work is in no way to be construed to mean that such names may be regarded as unrestricted in respect of trademark and brand protection legislation and could thus be used by anyone.

Cover image: www.ingimage.com

This book is a translation from the original published under ISBN 978-620-2-14914-3.

Publisher:
Sciencia Scripts
is a trademark of
Dodo Books Indian Ocean Ltd. and OmniScriptum S.R.L publishing group

120 High Road, East Finchley, London, N2 9ED, United Kingdom
Str. Armeneasca 28/1, office 1, Chisinau MD-2012, Republic of Moldova, Europe
Printed at: see last page
ISBN: 978-620-7-88832-0

Conteúdo

Autores:
Dra. Estefanía Castro.
Dr. Eduardo Alvarez
Dr. Nedy Calderón.
Dra. Maria Angelica Cereceda.

"Evolução da Dentição. Manual de auto-instrução "Atualização". Santiago. Universidad de Chile, Facultad de Odontología, Departamento del niño y ortopedia dentomaxilar, Área de Ortodoncia y Ortopedia dentomaxilar. 2015.

INTRODUÇÃO

O conhecimento da evolução da dentição é de fundamental importância para os profissionais da área odontológica. Os dentes iniciam sua formação no interior dos maxilares na vida intra-uterina, formando a dentição decídua e, posteriormente, a dentição permanente.

Ambas as dentições, decídua e permanente, são igualmente importantes e o seu desenvolvimento harmonioso será fundamental para a manutenção de condições dento-maxilo-faciais adequadas, influenciando, por sua vez, o desenvolvimento funcional e social do indivíduo.

O conhecimento das características do desenvolvimento da dentição em condições normais permitirá ao médico dentista detetar precocemente alterações na dentição, de modo a intervir quando necessário e assim evitar o desenvolvimento de várias anomalias dentomaxilares, que serão prejudiciais para o paciente, bem como compreender as possíveis causas e tomar as decisões adequadas quando uma anomalia dentomaxilar já está instalada.

Por outro lado, o conhecimento do desenvolvimento da dentição permitirá ao dentista orientar os pais e/ou os pacientes relativamente a questões comuns durante o desenvolvimento dos dentes, algumas das quais são bastante frequentes.

Este manual dirige-se a todos os interessados em saber como se processa o desenvolvimento de ambas as dentições em condições normais e em relação harmoniosa com o resto das estruturas crânio-faciais, especialmente aos estudantes de medicina dentária e a todos os que se dedicam a esta área.

O manual é composto por três capítulos: Dentição Primária, Primeira Fase da Dentição Mista e Segunda Fase da Dentição Mista, cada um dos quais é constituído por unidades, que por sua vez são constituídas pelas respectivas subunidades. No início de cada unidade, encontrará os objectivos da unidade, que deverá atingir. No final de cada unidade encontrará um teste que terá de desenvolver, o qual poderá rever com as soluções que aparecerão de seguida. Cada capítulo tem as suas respectivas referências bibliográficas, que poderá consultar quando terminar cada um deles. Finalmente, após os três capítulos, há um teste final com o qual poderá auto-avaliar a sua aprendizagem em relação ao manual.

A ideia é que este manual o ajude a compreender as principais características da evolução da dentição, para que seja você a organizar o seu estudo, adaptando-o como achar melhor.

DENTIÇÃO PRIMÁRIA
I UNIDADE: FASE PRÉ-NATAL

1) DESENVOLVIMENTO DAS ESTRUTURAS FACIAIS

[0]No final da 4ª semana de vida intra-uterina, aparecem os processos ou proeminências faciais (Fig. 1), que consistem principalmente em mesênquima da crista neural e são formados pelo primeiro par de arcos faríngeos, que são :

- **Proeminência do maxilar superior:** são duas, situadas dorsalmente ao primeiro arco faríngeo e lateralmente ao estomodeu.

- **Proeminências maxilares inferiores:** duas em número, localizadas caudalmente ao estomodeu

- **Proeminência frontonasal:** elevação cranial ao estomodeu. Em ambos os lados, há depósitos de gordura chamados *placódios nasais 1.*

[00]**Cavidades nasais:** às 5 semanas, os *placódios nasais* invaginam-se e formam as *fossas nasais,* criando neste processo uma crista de tecido que rodeia as fossas e forma as *proeminências nasais laterais e* mediais. Às 6 semanas, as fossas nasais aprofundam-se, devido ao crescimento das proeminências nasais que formam as cavidades nasais.

Elas são circundadas pelo mesênquima subjacente e entram nele. A *membrana buconasal* que separava as fossas da cavidade oral primitiva é rompida e elas fluem para a cavidade nasal através das coanas primitivas, que mais tarde estarão localizadas na junção da cavidade oral nasal com a faringe.

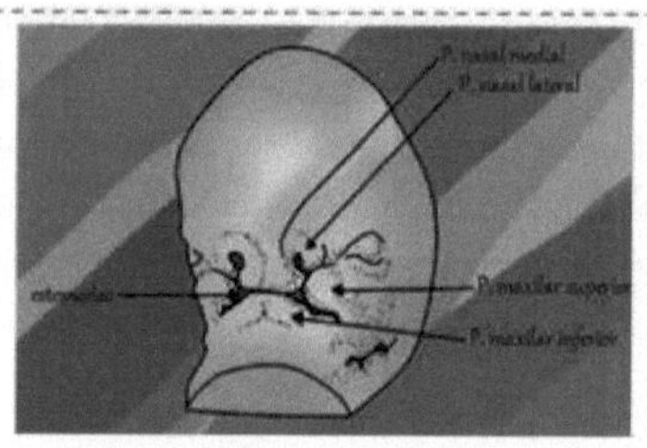

Fig. 1, Embrión de seis semanas y media. (Moyers 1992). Dibujado Por Castro E.

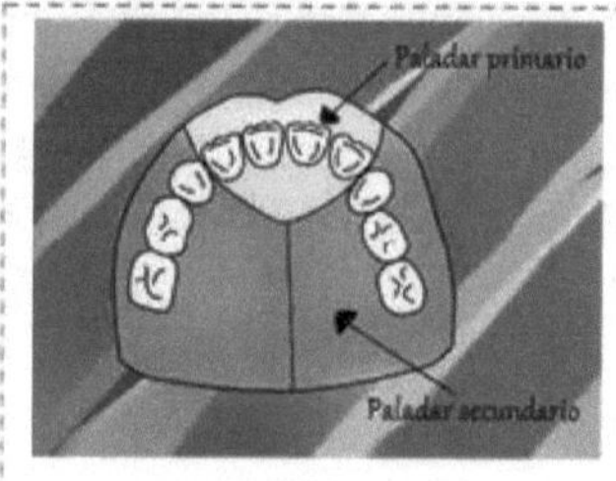

Fig. 2, Paladar definitivo. (Langman 2010). Dibujado por Castro E.

Lábio superior: Forma-se dentro de duas semanas após a formação das narinas, a partir da junção das *proeminências nasais mediais* e das *proeminências maxilares superiores.*

Segmento intermaxilar: Corresponde às estruturas formadas pela junção das *proeminências nasais mediais.* [2]É formado por: um *componente labial,* um *componente maxilar superior* que leva aos quatro incisivos, e um *componente palatino* que forma o **palato primário ou primitivo.**

°°**Palato secundário:** É formado pelas *cristas palatinas,* que são protuberâncias em forma de crista dos processos maxilares superiores, que aparecem na 6ª semana de desenvolvimento e por volta da 7ª semana ascendem, horizontalizando-se e unindo-se para formar o *palato secundário.* Para a frente, unem-se ao *palato primário para formar* o *palato definitivo* (Fig. 2), deixando como vestígio deste o *forame palatino.*

Lábio inferior e mandíbula: formados a partir da fusão das *proeminências do maxilar inferior.*

Formação da língua. °É formada pela fusão de duas saliências linguais que aparecem por volta da 4ª semana de vida intra-uterina, dando origem aos dois terços anteriores ou corpo da língua. A mucosa que reveste o corpo da língua é proveniente do primeiro arco faríngeo, razão pela qual esta zona é inervada pelo ramo maxilar inferior do nervo trigémeo. O corpo da língua é separado posteriormente pelo sulco terminal, que tem a forma de um "V".

A porção posterior da língua origina-se do segundo, terceiro e parte do quarto arco faríngeo e, no adulto, a inervação sensorial dessa área provém do nervo glossofaríngeo, provavelmente porque a parte correspondente ao terceiro arco faríngeo cresceu mais do que a correspondente ao segundo arco. A porção mais posterior da língua é inervada pelo nervo laríngeo superior a partir do quarto arco faríngeo 2.

2) RELAÇÕES ENTRE OS MAXILARES DURANTE O PERÍODO PRÉ-NATAL.

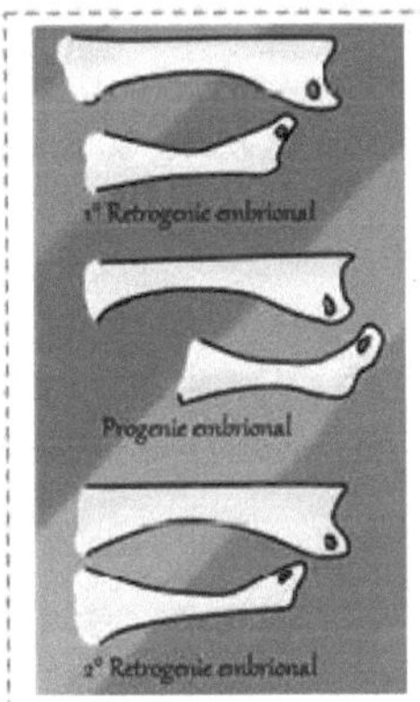

Fig. 3, Relações maxilares no período pré-natal. (Bruhn 1944). Desenhado por Castro E.

Antes do nascimento, a relação entre o maxilar superior e a mandíbula sofre variações (Fig. 3), como se segue:

❖ **Primeira retrogénese embrionária:** Esta relação pode ser observada durante a *décima semana* de vida intra-uterina e refere-se ao facto de a mandíbula se encontrar numa posição distal em relação ao maxilar superior.

❖ **Progénie embrionária:** Observada entre a décima *primeira e a décima segunda semana* de vida intra-uterina. Após a união dos processos palatinos, a mandíbula localiza-se mesialmente à maxila.

superior 3'.

❖ **Segunda retrogénese embrionária:** Esta relação pode ser encontrada a partir da décima

5

segunda semana de vida intra-uterina e mantém-se *até ao nascimento,* onde a mandíbula adquire novamente uma posição distante em relação ao maxilar superior.

3) DESENVOLVIMENTO DOS DENTES DECÍDUOS. ODONTOGENESE.

Por volta da 6ª semana de vida intra-uterina, a partir da camada basal do revestimento epitelial da cavidade oral, forma-se a *lâmina dentária,* uma estrutura em forma de "c" que se situará ao longo dos maxilares.

Após um curto período de tempo, 10 botões por mandíbula aparecerão na lâmina dentária, chamados de *botões dentários.* Posteriormente, devido à invaginação da sua superfície, os botões adquirem uma nova forma denominada: *Fasedecasquete.*

A capa é formada por um epitélio *dentário externo e interno e um centro de retículo estrelado.* O mesênquima da fenda forma a *papila dentária.*

Devido ao seu crescimento e ao aprofundamento da sua fissura, a papila adquire uma nova morfologia, dando origem a uma nova fase denominada *Fase de Sino,* devido à forma que adquire. Nesta fase, as células da papila vão diferenciar-se em *odontoblastos,* células produtoras de dentina, que após a formação da dentina vão deixar uma camada denominada *processo dentinário.* As células restantes da papila formarão a *polpa.* As células do epitélio interno irão diferenciar-se em *ameloblastos,* células produtoras de esmalte. Depois de o esmalte ter sido produzido, uma membrana temporária chamada *cutuladental^* permanecerá no topo do esmalte.

A formação *da raiz* começa quando as camadas epiteliais dentárias penetram no mesênquima e formam a *camada epitelial da raiz.* As células da papila dentária depositarão camadas de dentina que se prolongam até à coroa, deixando um canal no interior através do qual passarão os vasos sanguíneos e os nervos.

As células mesenquimais localizadas no exterior do dente e em contacto com a dentina vão diferenciar-se em *cementoblastos* (células produtoras de cemento), e no exterior das células mesenquimais vão dar origem ao *igamento perioperiodontal* (Fig. 5).

A atividade da lâmina dentária não é contínua, pois é alternada por momentos de repouso, formando inicialmente os germes dos dentes decíduos e, após uma proliferação da lâmina em direção à lingual ou ao palato, formam-se os germes permanentes (Fig. 4). A atividade da lâmina pode ser resumida nos seguintes períodos: a formação dos germes primários ocorre a partir dos seis meses de vida intra-uterina ou de um mês e meio a dois meses. °Os germes permanentes dos pré-molares, incisivos e caninos permanentes formam-se a partir dos 4 meses de vida intra-uterina até aos 10 meses de idade, enquanto os germes dos segundos e terceiros molares permanentes se formam a partir dos 10 meses de idade até aos 5 anos 5.

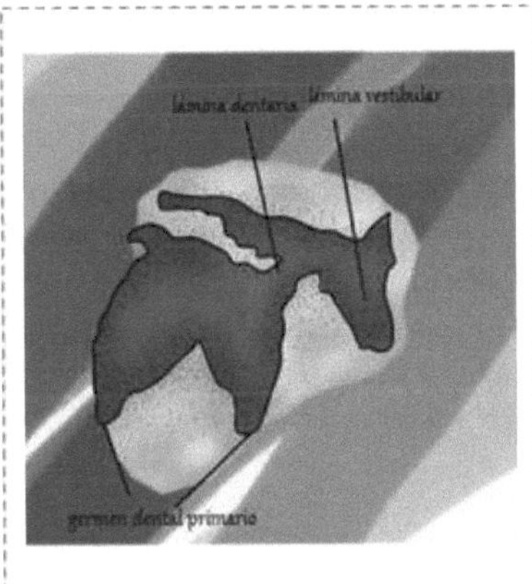

Fig. 4, Germe de dente primário (Montenegro). Desenhado

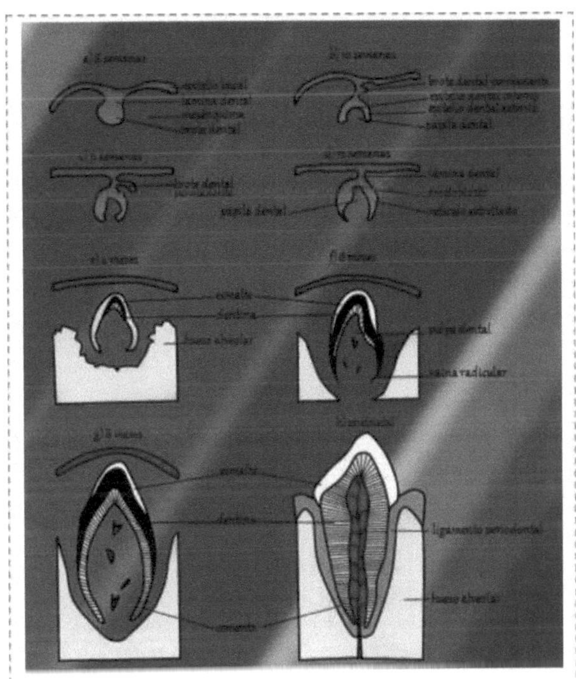

Fig. 5, Odontogénesis. (Moyers 1992). Dibujado por Castro E.

4) LOCALIZAÇÃO DOS DENTES DECÍDUOS NOS MAXILARES NO PERÍODO PRÉ-NATAL

Os germes não estão posicionados de forma ordenada à medida que penetram no mesênquima, nem emergem numa direção completamente perpendicular.

Por volta do *sétimo mês de vida intra-uterina há* um apinhamento em ambos os maxilares devido a defeitos primitivos de implantação intramesenquimatosa, ao qual se junta um problema volumétrico, pois o crescimento articular dos germes é superior ao dos maxilares, gerando um apinhamento que conserva um certo padrão morfológico:

1. Os incisivos estão apinhados, com os incisivos laterais colocados lingualmente; os incisivos centrais estão mais frequentemente numa posição regular.

2. Os molares sobrepõem-se e sobrepõem-se com diferentes níveis de θ-implantação vertical.

ENSAIO DA PRIMEIRA UNIDADE

1.   Que processos têm origem no primeiro par de arcos faríngeos?

a)   1 processo maxilar superior, 2 processos maxilares inferiores e 2 processos frontonasais

b)   1 placo nasal, 2 proeminências nasais laterais e 2 proeminências nasais mediais

c)   2 processos maxilares superiores, 2 processos maxilares inferiores e 1 processo frontonasal

d)   1 estomodeu, 2 placódios nasais, 2 processos maxilares.

2.   De que estruturas é formado o lábio superior?

a)   Junção do segmento intermaxilar com o processo frontonasal

b)   União das proeminências nasais mediais com as proeminências maxilares superiores

c)   Junção do segmento intermaxilar com as cristas palatinas

d)   União das proeminências nasais laterais com as proeminências maxilares superiores.

3.   Qual dos componentes do segmento intermaxilar contém os quatro incisivos superiores?

a)   Componente maxilar-inferior

b)   Componente palatal

c)   Componente labial

(d) Componente maxilar superior

4.   A partir de que estruturas se forma o palato secundário?

a)   Apartirdecrestaspalatinas

b)   Das proeminências maxilares inferiores

c)   A partir do primeiro e segundo arcos branquiais

d)   Para além das placas nasais.

5.   A partir da união de que estruturas é formado o palato definitivo?

a)   junção do componente labial com o componente palatino

b)   fixação do componente palatino ao palato primário.

c)   junção do palato primitivo com o palato secundário.

d)   junção do palato primário com o palato primitivo.

6.   Entre que semanas se pode encontrar a segunda retrogenia embrionária?

a)   Entre a décima primeira e a décima segunda semana de vida intra-uterina.

b)   Entre a décima e a décima segunda semana de vida intra-uterina.

8

c) Entre a décima primeira semana de vida intra-uterina e o nascimento.

d) Entre a décima segunda semana de vida intra-uterina e o nascimento.

7. Por que ordem decorrem as fases da odontogénese?

a) Placa dentária - botões dentários - fase da tampa - fase de sino.

b) Botões dentários - fase de sino - fase de capa - lâmina dentária.

c) Botões dentários - fase de gorro - fase de sino.

d) Placa dentária - botões dentários - fase de sino - fase de tampa.

8. Em que semanas se inicia a formação de germes dentários na dentição decídua e permanente?

a) ^{oo}4 e 6 semanas de vida intra-uterina.

b) ^{oo}4 semanas e 6 meses de vida intra-uterina.

c) ^{oo}6 semanas e 4 meses de vida intra-uterina.

d) ^{oo}4 e 6 meses de vida intra-uterina.

9. Porque é que o apinhamento dos germes dentários ocorre durante a ^{o}7 meses de vida intra-uterina?

a) Porque o tamanho dos maxilares é muito maior em relação ao tamanho dos germes dentários e devido à sua má implantação.

Intramesenquimatoso

b) Devido a defeitos primitivos de implantação intramesenquimatosa dos germes e porque o tamanho dos maxilares é menor em relação ao tamanho dos germes dentários.

c) Porque os molares estão sobrepostos e sobrepostos em diferentes níveis de implantação.

d) Porque os germes dos dentes permanentes estão localizados lingual e palatalmente em relação aos dentes decíduos.

SOLUÇÕES PARA O PRIMEIRO TESTE UNITÁRIO

1. c) 2 processos maxilares superiores, 2 processos maxilares inferiores e 1 processo frontonasal

2. (b) junção das proeminências nasais mediais com as proeminências superiores do maxilar

3. d) Componente do maxilar superior

4. a) Das cristas palatinas

5. c) Pela junção do palato primitivo com o palato secundário.

6. (d) Entre a décima segunda semana de vida intra-uterina e o nascimento.

7. (a) Placa dentária - botões dentários - fase de capa - fase de sino.

8. ^{oo}c) 6 semanas e 4 meses de vida intra-uterina.

9. b) Devido a defeitos primitivos na implantação intramesenquimatosa dos germes e porque o tamanho dos maxilares é menor em relação ao tamanho dos germes dentários.

UNIDADE II: DENTIÇÃO DECÍDUA A PARTIR DOS OALOSS MESES DE IDADE

<table>
<tr><td>

Objectivos

No final desta unidade, será capaz de explicar:

I. *As características anatómicas dos lábios e da cavidade oral durante o período de 2 a 5 meses.*

II. *As características e as relações entre os maxilares neste período.*

III. *Que posições adoptam os germes dos dentes entre os 0 e os 5 meses de idade?*

IV. *Qual é o nível de calcificação dos dentes à nascença.*

</td></tr>
</table>

1. CARACTERÍSTICAS ANATÓMICAS DOS LÁBIOS E DA CAVIDADE ORAL DO LACTENTE ENTRE OS CINCO MESES E OS CINCO MESES DE IDADE.

Nos primeiros meses de vida, a alimentação do bebé é exclusivamente líquida e será realizada através do aleitamento materno, pelo que a boca do recém-nascido tem características especiais que lhe permitirão cumprir esta função, entre as quais se encontram

Lábios: Apresentam proeminências radiais a vermelho denominadas **aros de sucção (**Fig. 5), cuja função é selar a aréola θ.

Processos alveolares: não são lisos, estão cobertos de cristas e sulcos, nas suas faces externas têm eminências correspondentes aos germes dos incisivos e caninos, têm frequentemente uma incursão de modo que quando se fecham não contactam com o sector anterior^.

Na arcada superior o rebordo alveolar é largo e achatado, e na sua parte anterior existe uma **plataforma incisiva** cujo tamanho varia entre 8 a 10 mm, enquanto na arcada inferior o rebordo alveolar é estreito e pontiagudo^.

Gengivas: firmes, a sua forma é determinada na vida intra-uterina, têm forma de ferradura, em vista sagital a gengiva inferior é vista atrás da gengiva superior e ambas se estendem labial e bucalmente para além do osso alveolar^.

Almofadas gengivais: estruturas que cobrem os processos alveolares à nascença, que logo se segmentam para indicar os locais dos dentes em desenvolvimento.

Membrana gengival ou cordão fibroso de Robin e Magitot: corresponde a uma prega mucosa em forma de pente, formada por pequenas eminências papilares em forma de franja, é altamente vascularizada e erétil, sobressaindo 1 mm θ. Observa-se a partir da oclusão sobre as zonas correspondentes à erupção dos incisivos e caninos, que desaparece durante o período de erupção dentária e cuja função é facilitar a deglutição durante a amamentação θ (Fig. 6).

Palato: É plano e é limitado pelas **fímbrias palatinas laterais,** que permitem que o mamilo e a aréola fiquem enclausurados na cavidade oral, colaborando com o selo hermético ∧ As fímbrias palatinas formam a **concavidade palatina** que serve de berço para o mamilo materno. Possui também **pregas palatinas transversais,** que são mais pronunciadas no recém-nascido do que na criança e no adulto, são 4 a 5 pares que aumentam a fricção da região anterior permitindo que o mamilo fique apoiado na fase de pressão θ (Fig. 7).

Bochechas: tem a presença da **bola de gordura da bochecha,** que é um conglomerado de gordura localizado entre o bucinador e o masseter, que servirá de almofada muscular durante a amamentação ∧

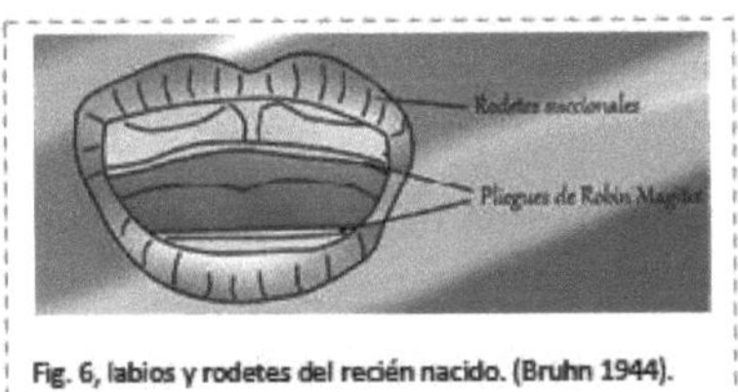

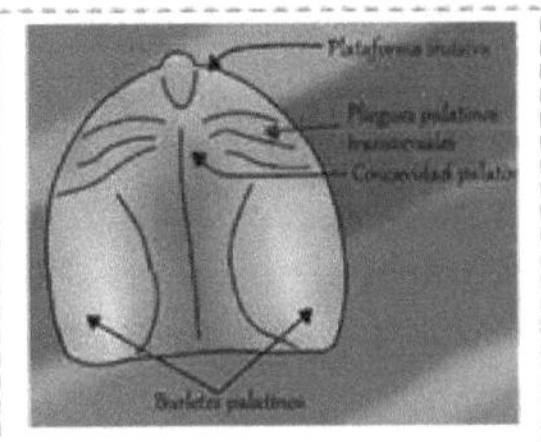

Fig. 6, lábios e fivelas do recém-nascido (Bruhn 1944). Desenhado por Castro E.

2. CARACTERÍSTICAS E RELAÇÕES ENTRE OS MAXILARES ENTRE OS 0 E OS 5 ANOS DE IDADE.

MESES.

A) CARACTERÍSTICAS GERAIS DOS MAXILARES.

Em relação aos maxilares e à zona orofacial do bebé, destacam-se quatro características de interesse clínico durante este período:

Micrognatismo maxilar: Os maxilares são pequenos para acomodar os dentes decíduos, pelo que durante os primeiros seis meses de vida haverá um intenso crescimento tridimensional dos mesmos, o que permitirá a correcta erupção e localização dos incisivos.

❖ **Retrognatismo mandibular:** A criança nasce com a mandíbula numa posição retrusiva em relação à maxila e existe uma relação distal da base mandibular em relação à maxila.

❖ **Apinhamento incisal:** Uma radiografia oclusal mostra o apinhamento dos germes incisivos no recém-nascido.

❖ **Diastemas intermolares:** Os molares também se sobrepõem verticalmente com uma sobreposição semelhante a uma escama, mas geralmente há alguns diastemas entre o primeiro e o segundo molar primário na fase eruptiva θ final.

B) ENTRE OS MAXILARES.

Nesta fase de desenvolvimento não é possível falar de uma verdadeira oclusão, pois os dentes ainda não erupcionaram, as almofadas superior e inferior contactam em grande parte das arcadas dentárias, mas não de forma precisa e regular, pelo que existe uma grande variedade de relações entre elas, pelo que não constituem uma referência fiável.

Alguns estudos afirmam que uma mordida aberta anterior das almofadas seria normal. Outros afirmam que não existe relação entre os maxilares no plano antero-posterior, uma vez que a mandíbula está a maior parte do tempo em repouso.

Por fim, há autores que descrevem a existência de diferentes tipos de "oclusão" que vão influenciar a oclusão futura, no entanto, não há evidência científica de que esta se mantenha ao longo do desenvolvimento e crescimento do indivíduo.

Uma das classificações mais clássicas é a de Schwarz, que é necessário mencionar porque é citada por muitos autores. De acordo com esta classificação, podemos encontrar as seguintes relações entre as arcadas dentárias:

I) OCLUSÃO DO ESCALÃO: Corresponde à relação mais frequente e, de acordo com a orientação da plataforma do incisivo, podem distinguir-se dois tipos:

OCLUSÃO ESCALONADA PLANA: neste caso, a plataforma do incisivo é horizontal, de modo que haveria contacto anterior e lateral tanto em movimentos cêntricos como excêntricos da mandíbula. Os germes dentários estão inclinados obliquamente, o que permitiria um contacto equilibrado no futuro θ (Fig. 8).

OBLIC OBLIC OCTION: Aqui a plataforma do incisivo é oblíqua, pelo que as cristas só entram em contacto centralmente e não excentricamente. Os eixos dos germes dentários estão numa posição vertical θ (Fig. 9).

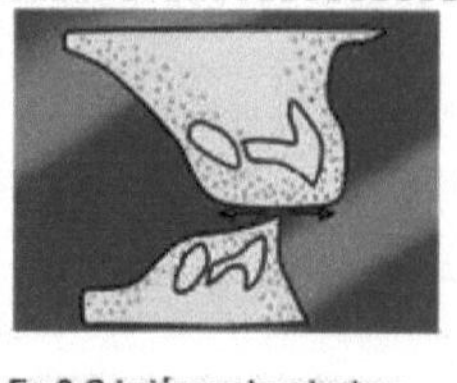

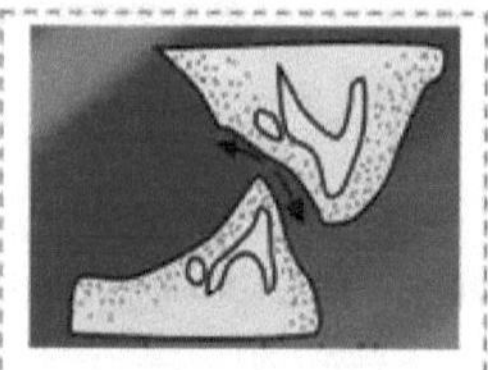

Fig. 8, Oclusão plana escalonada (Bruhn 1944). Desenhado por Castro
Fig. 9, Oclusão escalonada oblíqua (Bruhn 1944). Desenhado por Castro

II) OCCUSÃO BOX COVER: Nesta relação, a plataforma do incisivo cobre completamente ou quase completamente o processo alveolar inferior. Os germes dos incisivos encontram-se numa posição vertical. Este tipo de relação, segundo o seu autor, pode evoluir no futuro para uma mordida θ-covered (Fig. 10).

III) OCLUSÃO PROGÉNICA: Neste caso, o processo alveolar inferior está à frente da plataforma do incisivo superior, o que se deve a uma posição incorrecta. do feto, o que resultaria num atraso no desenvolvimento do maxilar superior θ (Fig. 11).

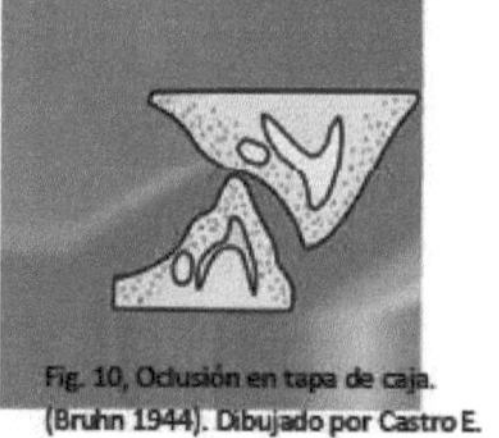

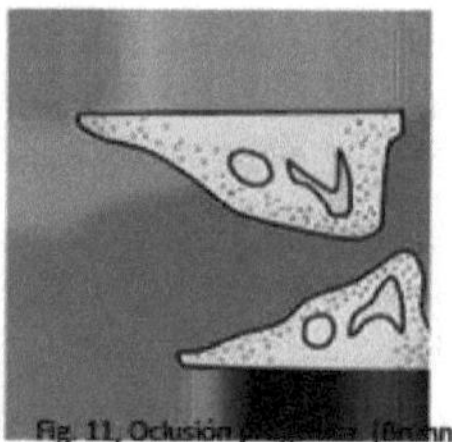

3. POSIÇÃO DOS GERMES DENTÁRIOS NO INTERIOR DOS MAXILARES ENTRE OS 5 MESES DE IDADE E OS 5 MESES.

Entre os O e os 5 anos de idade, os germes dos dentes decíduos encontram-se na posição que lhes corresponde e entre eles existe um espaço que permitirá o seu desenvolvimento futuro. Os germes dos incisivos superiores, segundo Korkhaus, podem apresentar-se em diferentes posições, que podem variar ao longo do tempo até atingirem uma localização que permita o alinhamento correto dos dentes decíduos no futuro. Entre as localizações descritas estão:

❖ **ALINHADOS:** Que estariam na posição mais adequada para permitir uma evolução normal da posição dos dentes no futuro.

❖ **APIÑADOS Y ESCALONADOS:** Se permanecerem nesta posição, podem evoluir para uma mordedura invertida.

❖ **CLAMPADAS E ROTADAS:** Se permanecerem nesta posição, podem evoluir para gerar compressão frontal e apinhamento dentário θ (Fig.12).

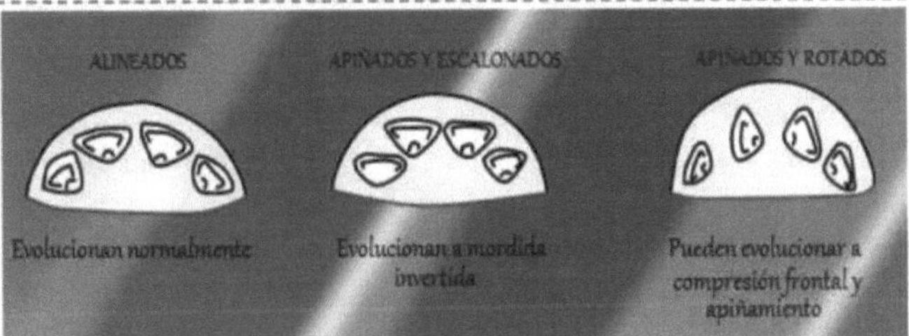

Fig. 12, Posição dos germes dentários e sua possível evolução segundo Korkhaus (Leiva 1994). Desenhado por Castro E.

NÍVEL DE CALCIFICAÇÃO DOS DENTES À NASCENÇA.

Ao nascimento, os dentes decíduos e o primeiro molar permanente estão calcificados da seguinte forma (Fig. 13):

A) **Incisivos centrais primários:** coroa quase completamente calcificada.

B) **Incisivos laterais primários:** dois terços da coroa calcificados.

(c) **Caninos primários:** cúspide calcificada.

D)   Primeiro molar primário: calcificação da coroa calcificada.

E)   **Segundo molar primário:** calcificado apenas nas cúspides.

F)   **Primeiro molar permanente:** ápice da cúspide mesiovestibular^-

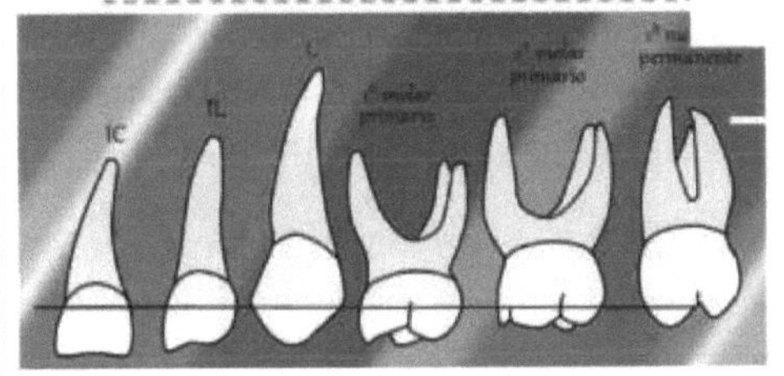

Fig. 13, Nível de calcificação dos dentes aquando da confeção (Navarrete 1994). Desenhado por Castro E.

5. ALIMENTAÇÃO MATERNA

A amamentação é uma função fisiológica, complexa e neurologicamente coordenada que consiste em obter leite da glândula mamária, este mecanismo de ação muscular é regido por acções reflexas através das quais a criança se alimenta. A amamentação desenrola-se em duas fases:

❖ **Primeira fase: Há** preensão do mamilo, aréola e fechamento apertado dos lábios. O maxilar inferior desce um pouco e forma-se um vácuo na região anterior, ficando a parte posterior fechada pelo palato mole e pela parte posterior da língua (Fig. 14).

❖ **Segunda fase:** O maxilar inferior avança de uma posição de repouso para colocar o seu rebordo alveolar à frente do maxilar superior. Para extrair o leite, o maxilar inferior pressiona o mamilo e aperta-o, esfregando-o anterior e posteriormente. A língua assume a forma de uma colher, deslizando o leite para o palato (Fig. 15).

Múltiplos estudos têm descrito os benefícios do aleitamento materno, no âmbito dentário é referido que permite um adequado crescimento e desenvolvimento do aparelho oral, estimulando favoravelmente a musculatura através do trabalho mecânico envolvido na sucção e deglutição que se gera durante a amamentação, o que permite o correto posicionamento mandibular e crescimento transversal dos maxilares, proporcionando um ambiente adequado para o futuro desenvolvimento da oclusão dentária ^θ·.

A amamentação é um estímulo que promove o avanço do maxilar superior da sua posição distal em relação ao maxilar superior para uma posição mesial. [7]Este é o chamado **"primeiro avanço fisiológico da oclusão"**.

Foi também demonstrado que o aleitamento materno, desde o nascimento e por um período superior a 6 meses, contribui significativamente para a prevenção de alterações dentárias.

- os pacientes que foram alimentados a biberão desde o nascimento ou antes dos 6 meses de idade têm mais hipóteses de sofrer de más oclusões, especialmente as associadas a hábitos parafuncionais.

Outro benefício do aleitamento materno reflecte-se no efeito positivo que tem na sincronização das funções do aparelho oral. Um estudo realizado no Chile concluiu que os bebés amamentados durante mais de 9 meses tinham menor probabilidade de desenvolver problemas fonéticos, normalmente associados a mordidas abertas, causados por hábitos de sucção não nutritivos ^θ·

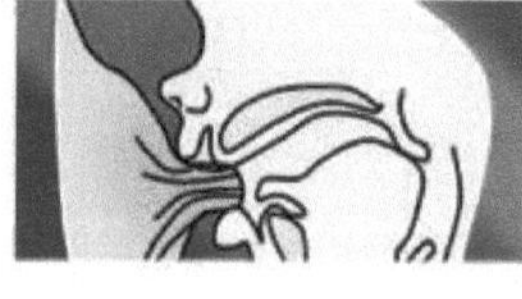

Fig. 14, Primera fase, formación de vacío.
(Bruhn 1944) Dibujado por Castro E.

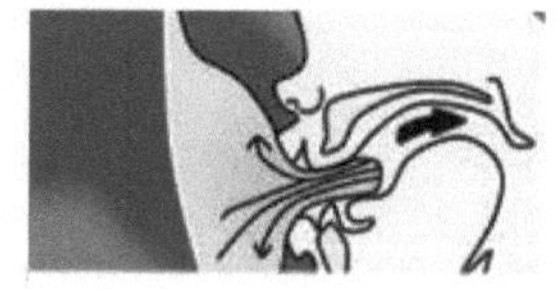

Fig. 15, Segunda fase, avance mandibular.
(Bruhn 1944), Dibujado por Castro E.

Fig. 14, Primeira fase, formação de vácuo (Bruhn 1944) Desenhado por Castro E.
Fig. 15, Segunda fase, avanço mandibular (Bruhn 1944), Desenhado por Castro E.

1. Qual é o papel do Todetessuctional no bebé?

a) Selar a aréola durante a amamentação.

b) Permitir a deglutição durante a amamentação.

c) Permitir a sucção durante a alimentação.

d) Proteger os lábios do recém-nascido.

2. O que é e para que serve o cordão fibroso de Robin e Magitot?

a) São estruturas que cobrem os processos alveolares e indicam os locais de desenvolvimento dos dentes.

b) Trata-se de saliências em brasa que permitem a sucção durante a amamentação.

c) São estruturas cobertas por sulcos e ranhuras que contêm os germes dos dentes.

d) São estruturas situadas ao nível da zona correspondente à erupção dos incisivos e caninos e que facilitam a deglutição durante a sucção.

3. Quais são as características anatómicas do rebordo alveolar inferior e superior, respetivamente?

a) Inferior: largo e achatado, superior: estreito e pontiagudo.

b) Inferior: estreito e pontiagudo; superior: largo e achatado.

c) Inferior: largo e pontiagudo; superior: estreito e achatado.

d) Inferior: largo e achatado, superior: largo e achatado.

4. Que estruturas anatómicas do palato facilitam a amamentação?

a) Almofadas gengivais.

b) CordonfibrosodeRobinyMagitot.

c) Palatine weatherstripping.

d) Plataforma incisiva.

5. Porque é que não se pode falar de oclusão durante a fase dos 5 meses, de acordo com o texto?

a) Porque os estudos indicam que não existe uma relação estável entre a maxila e a mandíbula.

b) Porque pode haver múltiplas relações possíveis entre losmaxillaries.

c) Porque nesta idade ainda nem todos os dentes estão erupcionados.

d) Porque se verificou que existe uma prevalência de mordida aberta nos recém-nascidos.

6. Quais destas características correspondem à "oclusão escalonada oblíqua" de acordo com Schwarz?

a) A plataforma incisal é oblíqua, as cristas contactam apenas em cêntrico e os germes estão em posição vertical.

b) A plataforma incisal é horizontal, as cristas contactam apenas excentricamente e os germes estão numa posição oblíqua.

c) A plataforma incisal é oblíqua, as cristas contactam em posição cêntrica e excêntrica e os germes estão em posição oblíqua.

d) A plataforma do incisivo cobre quase todo o rebordo alveolar inferior, as cristas contactam apenas centralmente, os germes estão em posição vertical.

7. O que se pode esperar que aconteça no futuro com a relação dos maxilares de um

recém-nascido com uma relação progenital, de acordo com o texto?

a)   Deixar evoluir com uma dentada aberta.

b)   Pode evoluir para mordida invertida anterior.

c)   Não é possível garantir que esta relação se mantenha ao longo do tempo.

d)   Evoluir para a classe III de Angle.

8.   Em que poderia evoluir uma colocação dos incisivos apinhada e escalonada, de acordo com Korkhaus?

a)   Em compressão frontal e apinhamento dentário.

b)   Em dentada aberta.

c)   Em mordida inversa.

d)   Em mordida cruzada e apinhamento dentário.

9.   Qual é o nível de calcificação dos dentes à nascença?

a)   Dentes decíduos e primeiro molar permanente quase completamente calcificados.

b)   Parte de dentes decíduos calcificados e cúspide mesiovestibular calcificada do primeiro molar permanente.

c)   Parte de dentes decíduos calcificados e cúspide mesiovestibular calcificada do segundo molar permanente.

d)   Todos os dentes decíduos e parte de todos os dentes permanentes estão calcificados.

10. Qual destas alternativas está correcta em relação ao aleitamento materno?

a)   Divide-se em duas fases: na primeira fase, a mandíbula é avançada e, na segunda fase, é hermeticamente fechada.

b)   Pode ser substituído por um biberão durante os primeiros seis meses de idade sem consequências para o futuro crescimento e desenvolvimento do aparelho oral.

c)   Contribui para a prevenção das afecções dento-buco-maxilo-faciais.

d)   Pode causar problemas fonéticos em crianças amamentadas durante mais de 9 meses.

SOLUÇÕES PARA O SEGUNDO TESTE UNITÁRIO.

1.   a) Selar a aréola durante a amamentação.

2.   b) São estruturas situadas ao nível da zona correspondente à erupção dos incisivos e caninos para facilitar a deglutição durante a amamentação.

3.   b) Inferior: estreito e pontiagudo, superior: largo e achatado.

4.   (c) Calhas palatinas.

5.   c) Porque nem todos os dentes estão erupcionados nesta idade.

6.   a) A plataforma incisal é oblíqua, as cristas contactam apenas em cêntrico e os germes estão em posição vertical.

7.   c) Não é possível garantir que esta relação se mantenha ao longo do tempo.

8.   (c) Em mordida inversa.

9.   (b) Parte de dentes decíduos calcificados e cúspide mesiovestibular calcificada do primeiro molar permanente.

10. c) Contribuir para a prevenção das afecções dento-buco-maxilofaciais.

III UNIDADE: DENTIÇÃO DECÍDUA DOS 6 MESES AOS 2 ANOS DE IDADE IDADE.

Objectivos

No final desta unidade, será capaz de explicar:

I. *Os conceitos de erupção e emergência dentária.*
II. *Como se desenvolve a cronologia da erupção na dentição decídua.*
III. *Como se processa o crescimento e o desenvolvimento dos maxilares durante esta fase.*
IV. *As principais características da dentição entre os 6 meses e os 2 anos de idade.*

1) ERUPÇÃO NA DENTIÇÃO DECÍDUA.

De uma forma simples, a erupção dentária corresponde ao momento em que o dente aparece na boca. Em sentido estrito, este termo representa uma série de fenómenos através dos quais o dente migra do seu lugar no interior dos maxilares para a sua posição na cavidade oral. Todo este processo começa com a formação dos germes dentários, no entanto, o movimento axial dos dentes é relativamente rápido quando começa o desenvolvimento da raiz. Quando o comprimento da raiz está entre metade e 2/3 do comprimento final, a coroa aproxima-se da cavidade oral e quando o dente perfura a gengiva, o epitélio oral e dentário fundem-se e clivam expondo o dente, permitindo que este apareça na cavidade oral sem que a gengiva ulcere.

Para além do crescimento radicular, muitas teorias têm sido propostas quanto aos factores responsáveis pela erupção dentária, no entanto, uma vez que todos estes processos ocorrem ao mesmo tempo, diz-se que a erupção é o resultado de uma inter-relação entre todos estes factores, sendo o crescimento radicular e os processos alveolares os factores essenciais em grande parte do processo de erupção.

Existem três fases de erupção:

❖ **Fase pré-eruptiva:** corresponde à fase em que se completa a calcificação da coroa, inicia-se a formação da raiz e há migração intra-alveolar em direção à cavidade oral.

❖ **Fase eruptiva pré-funcional:** O dente está presente na boca sem estabelecer contacto com o antagonista.

❖ **Fase eruptiva funcional:** O dente estabelece a oclusão com o antagonista.

2) EMERGÊNCIAS DENTÁRIAS DE EMERGÊNCIA.

Este termo é utilizado para identificar quando um dente corta ou perfura a gengiva e aparece na cavidade oral, mas não tem mais de 3 mm visíveis (ou um quarto do tamanho total da sua coroa nos incisivos e posteriores quando as cúspides são visíveis).

3) CRONOLOGIA DA ERUPÇÃO DA DENTIÇÃO DECÍDUA.

A erupção de cada dente não tem uma data precisa, mas sim, são médias de idades. É mais comum os dentes inferiores precederem os superiores; existe variabilidade devido à intervenção de vários factores, como a raça, o sexo, o clima, a nutrição, as afecções sistémicas e outros. A cronologia de erupção dos dentes decíduos está sujeita a influências genéticas mais acentuadas do que na dentição permanente, tendo por isso margens de variabilidade mais estreitas $-.

Existem vários autores que dão datas diferentes para a cronologia da erupção dos dentes decíduos, mencionaremos as usadas por Canut, e também estão anexadas as tabelas das cronologias de erupção usadas por Logan e Kronfeld modificadas por McCall e Schour (Tabela 1) e pelo departamento de odontopediatria da Faculdade de Odontologia da Universidade do Chile (Tabela 2).

Vale a pena mencionar que num estudo realizado em crianças chilenas, verificou-se que, embora a sequência de erupção fosse a mesma mencionada na literatura estrangeira, em geral havia um atraso de 3 meses de acordo com os períodos mencionados.

O processo de erupção ocorre em três períodos ininterruptos:

Primeiro grupo: erupção dos centrais inferiores aos 6 meses, dos centrais e laterais superiores e, finalmente, dos laterais inferiores. Há um intervalo de 2 a 3 meses entre cada par de dentes homólogos. Após a erupção dos incisivos, há um período de repouso de 4 a 6 meses. Ao completarem-se os oito incisivos há uma paragem anterior para a função mandibular[®]- Durante a erupção do grupo de incisivos há retração gengival, dando-lhes espaço para se posicionarem, de modo a não haver aumento da dimensão vertical, e os rebordos alveolares laterais continuam a manter contacto 3' ® (Fig. 16).

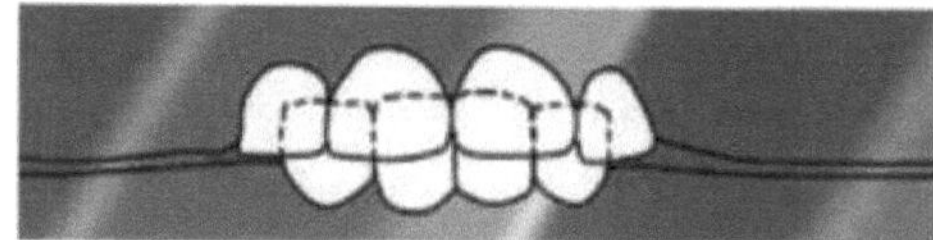

Fig. 16, Primeiro grupo, incisivos primários (Reichenbach 1965).
Desenhado por Castro E.

Segundo grupo: os primeiros molares decíduos irrompem por volta dos 16 meses e os caninos por volta dos 20 meses. O período de erupção é de 6 meses e é seguido por um período de silêncio de 4 a 6 meses ®- A erupção do primeiro molar primário permite que ocorra o ***PRIMEIRO LEVANTAMENTO FISIOLÓGICO DA OCUSÃO*** (Fig. 17), perdendo o contacto entre os rebordos alveolares ®-

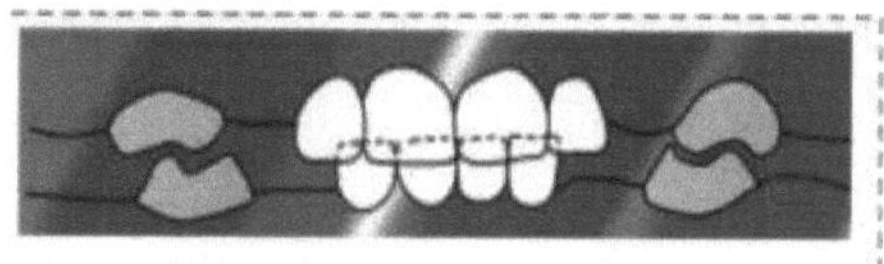

Fig. 17, Primeira elevação fisiológica da oclusão (Reichenbach 1965). Desenhado por Castro E.

Terceiro grupo: os quatro segundos molares erupcionam, o que demora cerca de 4 meses, e a dentição primária está completa aos 2,5 anos de idade.

Dentes primário	. ■ ■ *casa* formação tecido duro	Quantidade de esmalte	Esmalte acabado	c · Erupção (meses	Raiz termina da
Superiores					
Incisivo	14 (13-15)	5/6	1½	8-12	*1*
Incisivo	16 (14 2/3-16	2/3	2½	9-13	
Caninos	17 (15-18)	1/3			
1º molar	15½(14½-	oclusal		13-	
º2 molar	19 (16 -23 ½)	Vértices		14-	
Incisivo	14(13-16)	3/5	2½	6-	1
Incisivo	16 (14 2/3-16	3/5		10-	1
Caninos	17 (16-18)	1/3			
1º molar	15 ½	oclusal	5½	14-	

TABELA 1: Cronologia do desenvolvimento da dentição decídua de acordo com Logan e

°2 molar	18 (17-19	Vértices	10	23 -	

TABELA 2: Cronologia da erupção na Dentição Primária utilizada pela Área de

Dentes	Maxila	Mandíbula
Incisivo central	6-10	5-8
Incisivo lateral	8-12	7-10
Caninos	16-	
°I Molar	11-	
°	20-	

4) CRESCIMENTO E DESENVOLVIMENTO DAS ARCADAS DENTÁRIAS.

O desenvolvimento adequado da dentição depende do crescimento adequado dos maxilares, e a forma e o tamanho das arcadas dentárias são determinados por vários factores, entre os quais o crescimento e o desenvolvimento do osso basal dos maxilares, as forças musculares extra e intra-orais, o crescimento do osso alveolar que ocorre durante a erupção dos dentes e a inclinação dos dentes, especialmente dos incisivos^-.

O desenvolvimento transversal de ambos os maxilares pode ocorrer principalmente devido à existência da sutura no plano medial da maxila e da mandíbula. No entanto, no caso da mandíbula, a sincondrose da mandíbula calcifica aos seis meses de idade, de modo que seu potencial de crescimento transversal é eliminado precocemente, enquanto a sutura medial da maxila permanece até que o desenvolvimento da dentição e o crescimento facial estejam completos θ·.

O crescimento sagital da mandibula é efectuado pela aposição distai e pela reabsorção mesial dos ramos ascendentes do maxilar inferior; no maxilar superior, o arco alveolar cresce para baixo e para fora, para além do seu crescimento transversal.

O alargamento dos maxilares proporciona espaço suficiente para a emergência harmoniosa dos dentes, criando excesso de espaço e diastemas entre os dentes anteriores erupcionados $-.

A maior taxa de crescimento das arcadas dentárias dá-se entre os O meses e os 3 anos de idade, em relação às outras idades, pois é durante este período que se dá a erupção dos dentes decíduos. Durante o período da dentição primária, as arcadas dentárias adquirem uma forma geralmente semicircular^-

5) CARACTERÍSTICAS DA DENTIÇÃO DECÍDUA ENTRE OS 6 MESES E OS 2 ANOS DE IDADE.

As características da dentição decídua propriamente dita serão descritas na próxima unidade para a idade de 3 anos, com exceção da sobressaliência e da sobremordida, que são diferentes para as idades de 2 e 3 anos e são mencionadas abaixo:

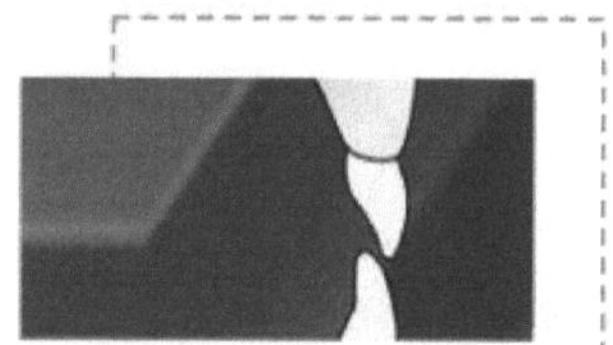

Fig. 18, overjet e overbite aos 2 anos (Leiva 1994).
Desenhado por Castro E.

(A) REALCE, SOBRESSALIÊNCIA OU PROJECÇÃO HORIZONTAL.

O overjet corresponde à distância sagital das faces vestibulares dos incisivos primários superiores e inferiores em relação às arcadas em oclusão Iθ· Num estudo com crianças chilenas, o overjet mais prevalente foi de 1 mm 4.

(4) DEGRAU, SOBREMORDIDA OU PROJECÇÃO VERTICAL.

O degrau corresponde à distância vertical entre os bordos dos incisivos primários superiores e inferiores com as arcadas em oclusão 15. Num estudo com crianças chilenas, o degrau mais prevalente foi de 1 mm (Fig. 18).

ENSAIO DA TERCEIRA UNIDADE

1. Qual das seguintes afirmações está correcta em relação à erupção dentária?

a) O movimento axial dos dentes é relativamente rápido quando se inicia o desenvolvimento radicular.

b) Quando a raiz mede ¼ do seu comprimento final, a coroa está próxima da cavidade oral.

c) É utilizado quando o dente corta ou perfura a gengiva e aparece na boca.

d) A fase pré-eruptiva é quando o dente está na boca sem estabelecer contacto com o seu antagonista.

2. Qual é o evento mais importante que ocorre quando os primeiros molares decíduos logransu ocluem?

a) A fase eruptiva funcional é atingida.

b) É conseguida uma paragem anterior para a função mandibular.

c) A primeira elevação fisiológica da oclusão é conseguida.

d) O primeiro avanço fisiológico da oclusão é alcançado.

3. Qual é a ordem de erupção do grupo dos incisivos, de acordo com Canut e Logan e Kronfeld?

a) I. lateral inferior - I. lateral superior - I. central superior - I. central inferior.

b) I. lateral superior - I. lateral inferior - I. central inferior - I. central superior.

c) I. central inferior - I. central superior - I. lateral superior - I. lateral inferior.

d) I. lateral inferior - I. central superior - I. lateral superior - I. central inferior.

4. Entre que idades se regista a maior taxa de crescimento do arco?
dentário?

a)	EntreOmeseS anos.

b)	Entre 6 meses e 3 anos.

c)	Entre 3 e 6 anos.

d)	Entre 0 meses e 6 anos.

5.	Qual é o overjet e overbite mais prevalente aos 2 anos de idade?

a)	Overjet: -1 mm, overbite: 1 mm.

b)	Overjet: lmm, overbite: 1 mm.

c)	Overjet: 1,5 mm, overbite: 2 mm.

d)	Overjet: 0,5 mm, overbite: 1 mm.

SOLUÇÕES PARA O TERCEIRO TESTE UNITÁRIO

1.	a) O movimento axial dos dentes é relativamente rápido quando se inicia o desenvolvimento radicular.

2.	c) O primeiro levantamento oclusal fisiológico é conseguido.

3.	(c) I. central inferior - I. central superior - I. lateral superior - I. lateral inferior

4.	a) Entre 0 meses e 3 anos.

5.	(b) Overjet: lmm, overbite: 1 mm.

UNIDADE IV: DENTIÇÃO DECÍDUA AOS 3 ANOS DE IDADE

Objectivos

No final desta unidade, será capaz de explicar:

I. As principais características da dentição decídua aos 3 anos de idade.

1) CARACTERÍSTICAS DA DENTIÇÃO DECÍDUA AOS 3 ANOS DE IDADE.

Considera-se que o estabelecimento da dentição decídua ocorre geralmente por volta dos 3 anos de idade, quando as raízes dos segundos molares decíduos completam o seu desenvolvimento. Dos 3 aos 4 anos de Idade, as arcadas dentárias são relativamente estáveis e as alterações são ligeiras. As características mais relevantes da dentição aos 3 anos de idade serão mencionadas de seguida.

### A)	FORMA E TAMANHO DAS ARCADAS DENTÁRIAS.

Em ambos os maxilares, os dentes estão dispostos num semicírculo, que parte das faces distais dos segundos molares decíduos, seguindo os sulcos principais dos molares, as cúspides dos caninos e os bordos incisais dos dentes anteriores. Há também uma percentagem menor, mas não desprezível, em que as arcadas dentárias têm forma elíptica.

Em termos de tamanho, a arcada dentária superior é maior do que a arcada dentária inferior, pelo que os dentes do maxilar superior são mais numerosos do que os dentes do maxilar inferior por vestibular.

### B)	EIXO DE IMPLANTAÇÃO DOS DENTES DECÍDUOS NO PLANO OCLUSAL.

Os eixos de todos os dentes decíduos estão dispostos perpendicularmente ao plano oclusal 15.

### C)	PLANO OCCLUSAL

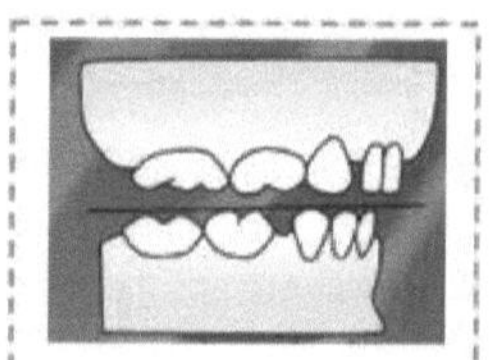

Fig. 19, Plano oclusal aos 3 anos de idade (Navarrete 1993) Desenhado por Castro E.

\O plano oclusal na dentição decídua é horizontal (Fig. Os bordos dos incisivos, as cúspides dos molares primários e os caninos contactam no mesmo plano 15- Por outro lado, na criança a morfologia da articulação é tal que a cavidade glenoide é pouco marcada e o côndilo temporal tem pouco relevo, pelo que quase não existe trajetória condilar, pelo que as arcadas dentárias não têm curva de Spee e são bastante horizontais Iθ·

D) RELAÇÃO DE CONTACTO INTERPROXIMAL DOS DENTES PRIMÁRIOS.

É comum encontrar espaços fisiológicos na dentição decídua, sendo o mais prevalente o espaço localizado mesialmente ao canino primário na maxila e distalmente ao canino na mandíbula, também chamados de "espaços primatas". Outros espaços que podem ser são chamados de espaços de desenvolvimento. Estes espaços desempenham um papel fundamental no desenvolvimento futuro da dentição permanente θ> *14.*

Relativamente à realidade do nosso país, verificou-se uma maior frequência de espaços primatas superiores, em relação aos espaços inter-incisivos e primatas inferiores 15

E) RELAÇÃO DE CONTACTO OCLUSAL DOS DENTES DECÍDUOS.

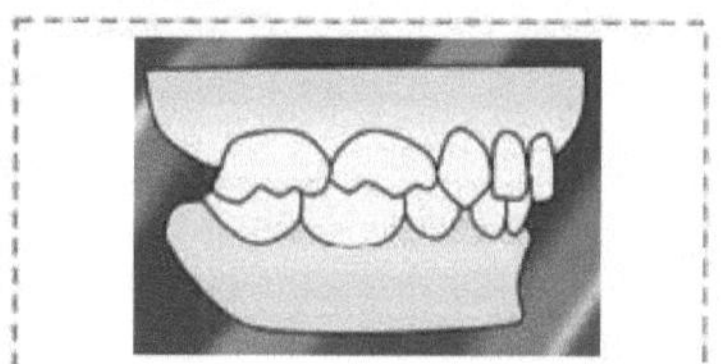

Fig. 20, arte de pesca aos 3 anos de idade (Navarrete 1993) Desenhado por Castro E.

Nesta idade, observa-se um tipo de malha acentuada, porque os dentes decíduos não ainda apresentam desgaste, pelo que existe uma estreita relação cúspide-fossa θ (Fig. 20).

F) DESTAQUE, SOBRESSALIÊNCIA OU PROJECÇÃO HORIZONTAL.

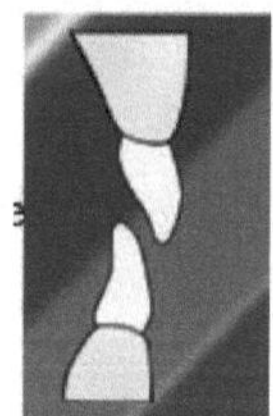

Fig. 21. Overjet e sobremordida aos 3 anos de idade. Desenhado por Castro E.

Em estudos efectuados com crianças chilenas nesta idade, os resultados em média 2,6 mm (Fig. 21)

(G) DEGRAU, SOBREMORDIDA OU PROJEÇÃO VERTICAL.

Normalmente, os incisivos primários estão quase perpendiculares ao plano oclusal com uma ligeira sobremordida. Mais frequentemente, os incisivos primários superiores cobrem um terço da coroa dos incisivos primários inferiores θ. Em estudos de crianças chilenas nesta idade, o passo médio é de 2,8 mm 15.

(H) RELAÇÃO DISTAL DAS ARCADAS DENTÁRIAS.

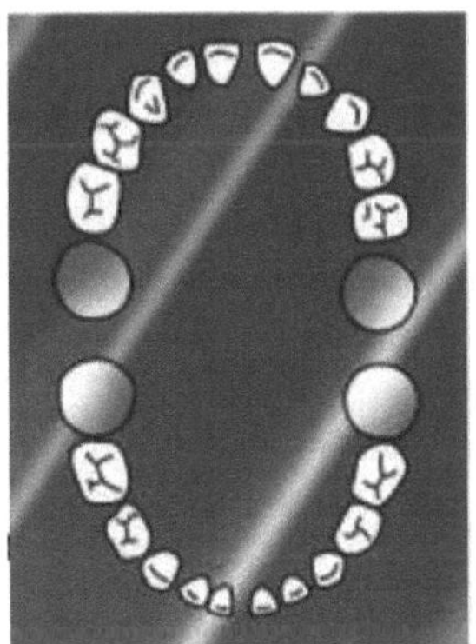

Fig. 22, Campo Molar (Rubio 1989). Desenhado por Castro E.

A relação sagital distal dos segundos molares nesta idade corresponde ao **"plano pós-lacrimal"**, o que significa que as faces distais dos segundos molares primários superiores e inferiores estão posicionadas no mesmo plano vertical θ.

(I) LIMITE DISTAL DOS SEGUNDOS MOLARES

A literatura estrangeira afirma que, aos 3 anos de idade, existe um limite distal para os segundos molares decíduos, determinado pela tuberosidade na maxila e pelo ramo na mandíbula. No entanto,

A realidade no Chile mostra que existe um espaço de 9 mm. Distal aos segundos molares decíduos 15- Este espaço é chamado de **"campo molar" ou "espaço retromolar na dentição decídua"** (Fig. 22), é formado distalmente ao segundo molar decíduo e fornecerá espaço para a futura erupção do primeiro molar permanente Iθ·

ENSAIO DA QUARTA UNIDADE

1. Qual é a forma mais prevalente da arcada dentária aos 3 anos de idade?
a) Elíptica
b) Antena parabólica
c) Semicírculo
d) Circunferencial e elíptica.

2. O que são "espaços primatas"?
a) Espaços fisiológicos localizados distalmente ao canino permanente superior e mesialmente ao canino permanente inferior.
b) Espaços fisiológicos localizados mesialmente ao canino primário superior e mesialmente ao canino primário inferior.
c) Espaços fisiológicos localizados mesialmente ao canino permanente superior e distai do

canino permanente inferior.

d) Espaços fisiológicos localizados mesialmente ao canino primário superior e distalmente ao canino primário inferior.

3. Como é o plano oclusal aos 3 anos de idade?

a) Tem curvaturas, como a Wilson e a Spee.

b) É horizontal.

c) Tem uma curvatura em forma de espinha.

d) Possui um plano pós-lactal.

4. Como é a relação de contacto oclusal aos 3 anos de idade?

a) Existe um desgaste fisiológico, pelo que o equipamento está pouco sujeito a tensões.

b) Tem um engrenamento acentuado devido à presença de espaços fisiológicos.

c) Tem uma engrenagem acentuada devido ao facto de o desgaste fisiológico ainda não estar presente.

d) É espaçada pela presença de espaços primatas.

5. A que se refere o conceito de "Campo Molar"?

a) Isto refere-se ao facto de os lados distais dos segundos molares primários estarem posicionados no mesmo plano.

b) Refere-se à área que será formada para acomodar o primeiro molar permanente quando este erupcionar.

c) Refere-se ao facto de a face distal do segundo molar inferior primário ser mesial à face do segundo molar superior primário.

d) Refere-se ao facto de os segundos molares primários não terminarem diretamente com a tuberosidade e o ramo mandibular.

SOLUÇÕES PARA O QUARTO TESTE UNITÁRIO.

1. (c) Semicírculo

2. d) Espaços fisiológicos localizados mesialmente ao canino primário superior e distalmente ao canino primário inferior.

3. b) É horizontal.

4. c) Tem um engrenamento acentuado devido ao facto de o desgaste fisiológico ainda não estar presente.

5. b) Refere-se à área que será formada para a localização do primeiro molar permanente quando este erupcionar.

V UNIDADE: DENTIÇÃO DECÍDUA AOS 5 ANOS DE IDADE.

Objectivos

No final desta unidade, será capaz de explicar:

I. As principais características da dentição decídua aos 5 anos de idade.

1) CARACTERÍSTICAS DA DENTIÇÃO DECÍDUA AOS 5 ANOS DE IDADE.

A) FORMA E TAMANHO DAS ARCADAS DENTÁRIAS.

As arcadas dentárias continuam a manter a sua forma semicircular, mas outras formas como a parabólica e a elíptica também existem em menor prevalência.

Dos 5 aos 6 anos de idade, a arcada dentária começa a mudar devido à força de erupção do primeiro molar permanente.

B) EIXO DE IMPLANTAÇÃO DOS DENTES DECÍDUOS NO PLANO OCLUSAL.

Os eixos dos dentes decíduos mantêm a sua disposição perpendicular ao plano oclusal. Alguns autores referem que os incisivos são vestibularizados devido à pressão dos sucessores permanentes durante o crescimento.

C)   PLANO OCCLUSAL

Mantém-se horizontal, uma vez que os dentes decíduos permanecem na mesma disposição, assim como a articulação temporomandibular.

D)   RELAÇÃO DE CONTACTO INTERPROXIMAL DOS DENTES DECÍDUOS.

Os espaços fisiológicos na dentição decídua continuam sendo muito frequentes, sendo um fator fundamental para a futura erupção e posicionamento dos incisivos permanentes. No entanto, tem sido demonstrado que este não é um fator essencial, pois existem casos em que, apesar da ausência de espaços fisiológicos, os dentes permanentes podem alinhar-se sem apinhamento.

(I) RELAÇÃO DE CONTACTO OCLUSAL DOS DENTES DECÍDUOS.

Por volta dos 5 anos de idade, a dentição decídua já sofreu um desgaste das superfícies oclusais dos dentes devido à função mastigatória normal, de modo que haverá pouco envolvimento pronunciado. [16]Este desgaste irá permitir o desenvolvimento de uma relação distal adequada dos segundos molares decíduos, contribuindo para um passo e protrusão favoráveis e facilitando o avanço mandibular, que é conhecido como *"Segundo Avanço Mandibular"* ·

(F) REALCE, SOBRESSALIÊNCIA O PROJECÇÃO HORIZONTAL.

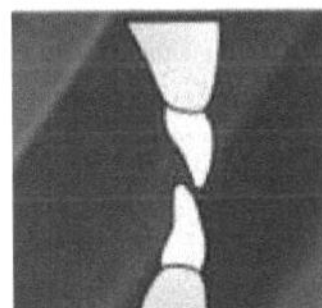

Fig. 23, sobressaliência e sobremordida aos 5 anos (Rubio 1989) Desenhado por Castro E.

O desgaste fisiológico desta idade vai permitir que ocorra o avanço mesial da mandíbula, o que por sua vez vai determinar que o overjet ou protrusão diminua para 1 mm.

(G) DEGRAU, SOBREMORDIDA OU PROJEÇÃO VERTICAL.

Devido ao desgaste fisiológico e à perda de engrenagem do
dentes decíduos, a sobremordida diminui para 1 mm (Fig. 23).

(H) RELAÇÃO DISTAL DOS SEGUNDOS MOLARES PRIMÁRIOS.

Para classificar a oclusão na dentição decídua, é utilizado como referência o plano terminal, que corresponde à relação mesiodistal entre as superfícies distais dos segundos molares decíduos superiores e inferiores quando os dentes estão em contacto cêntrico.

a)   **Nível, plano vertical ou plano pós-lacrimal:** a relação em que as faces distais dos segundos molares estão no mesmo plano vertical (Fig. 24).

b)   **Degrau mesial:** a superfície distal dos molares inferiores é mais mesial do que a dos superiores (Fig. 25).

c)   **Passo distal:** A superfície distal dos molares inferiores é mais distal do que a θ superior (Fig. 26).

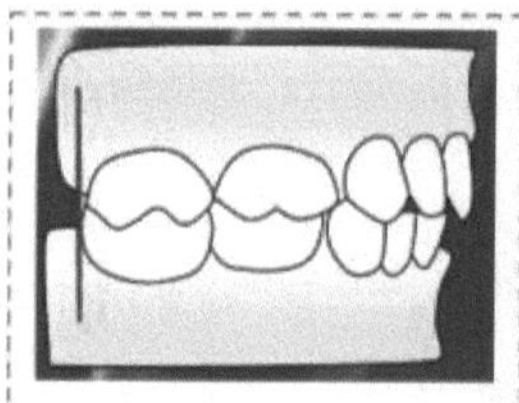

Fig. 24, Plano postlácteo. (Torres 2009). Dibujado por Castro E.

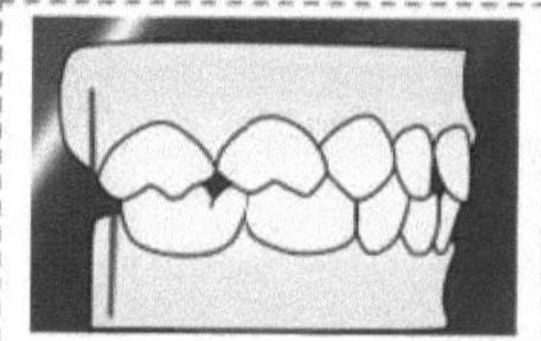

Fig. 25, Escalón mesial. (Torres 2009). Dibujado por Castro E.

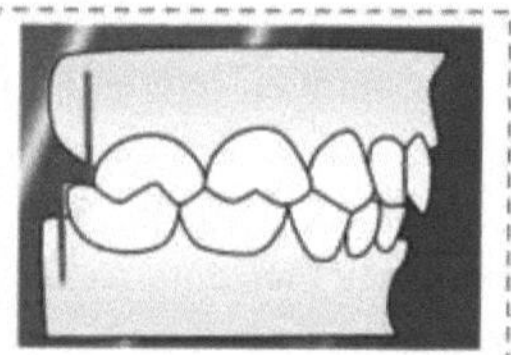

Fig. 26, Escalón distal. (Torres 2009). Dibujado por Castro E.

Fig. 24, Plano postlacteal (Torres 2009). Desenhado por Castro E.
Fig. 25, Degrau mesial (Torres 2009). Desenhado por Castro E. Fig. 26, Degrau distal (Torres 2009). Desenhado por Castro E.

(A) LIMITE DISTAL DOS SEGUNDOS MOLARES DECÍDUOS.

Campo molar ainda presente

2) REABSORÇÃO RADICULAR FISIOLÓGICA NA DENTIÇÃO DECÍDUA.

A reabsorção fisiológica dos dentes decíduos é um processo intermitente que é iniciado e estimulado pela erupção dos germes dos dentes permanentes.

Durante este processo, alternam-se períodos de reabsorção ativa, levada a cabo por odontoclastos, com períodos de repouso, nos quais ocorrem processos de reparação para restaurar a função periodontal da área reabsorvida, durante os quais o cimento é depositado na superfície da raiz.

EST DA QUINTA UNIDADE

1. Porque é que ocorre o segundo avanço fisiológico da oclusão?

a) Devido ao desgaste fisiológico provocado pela alimentação normal, que permite uma deslocação da mandíbula.

b) Devido à força de erupção do primeiro molar permanente.

c) Devido ao avanço mandibular como resultado da amamentação.

d) Devido à existência de uma relação de degrau mesial entre os segundos molares decíduos.

2. Quais são as três relações que podemos encontrar entre as faces distais dos segundos molares decíduos aos 5 anos de idade?

a) Plano pós-lacrimal - degrau mesial - plano vertical.

b) Plano vertical - degrau mesial - degrau distai.

c) Degrau mesial - plano reto - plano vertical.

d) Passo pós-lacrimal - plano mesial - plano distai.

3. Qual é a média de overjet e overbite aos 5 anos de idade?

a) Sobredimensão: 2,7, sobremordida: 2,8

b) sobressaliência: 2,6 sobremordida: 2,8

c) sobressaliência: 2,5 sobremordida: 2,8

d) Sobredimensão: 1, sobremordida: 1

4. Quais são as características do limite distal da dentição decídua aos 5 anos de idade?

a) Presença de campo molar ou espaço retromolar na dentição decídua.

b) Presença de plano pós-lacteo.

c) Presença de espaços fisiológicos para a futura erupção do primeiro molar permanente.

d) Presença de engrenagens pouco acentuadas.

5. O que é correto sobre a reabsorção radicular fisiológica na dentição decídua?

a) Trata-se de um processo de reabsorção ativa constante levado a cabo pelos odontoblastos.

b) Durante este processo não há reparação para restabelecer a função periodontal.

c) É um processo intermitente estimulado pela erupção de germes dos dentes permanentes.

d) Começa quando o dente permanente tem uma raiz completamente formada.

SOLUÇÕES PARA O QUINTO TESTE UNITÁRIO

1. a) Devido ao desgaste fisiológico provocado pela alimentação normal que permite uma deslocação da mandíbula.

2. b) Plano vertical - degrau mesial - degrau distai.

3. (d) sobressaliência: 1, sobremordida: 1

4. a) Presença de campo molar ou espaço retromolar na dentição decídua.

5. c) É um processo intermitente estimulado pela erupção dos germes dos dentes permanentes.

REFERÊNCIAS

1. Sadler T. Langman: Embriologia Médica. ⁰II Edição. Barcelona: Wolters Kluwerhealth;2010.P. 265-289.

2. Castillo R., Perona G., Kanashiro C., Perea M., Silva F. Estomatologia Pediátrica. I ⁰Edição. Madrid: Ripano S.A; 2011. P. 15-21.

3. Reichenbach E., Brückl H. Orthopaedicomaxillary clinic and therapy. 15ª edição. Argentina: Editorial Mundi S.A. 1965. P. 12 -26.

4. Leiva N., Cauvi D., Espinoza, A. Características da dentição decídua em crianças de 6 a 24 meses de idade. [Tese para a obtenção do grau de Cirurgião-Dentista]. Santiago: Universidade do Chile, Faculdade de Odontologia, Ortopedia Dentomaxilar. 1994. P. 13 - 17, 35 -36.

5. Montenegro A., Mery A. e AGUIRRE, A. Histologia e embriologia do sistema estomatognático. Santiago. Departamento de Morfologia Experimental, Faculdade de Medicina, Universidade do Chile. 1983. P. 192,115-116.

6. CanutJ. Ortodontia Clínica. 2 ⁰Edição. Barcelona: Elsevier Masson. 2000. P. 43-47.

7. Benitez L., Calvo L., Quiros O., Maza P., Jurisic A., Alcedo C. et al. Estudo do aleitamento materno como fator determinante na prevenção de anomalias dentomaxilofaciais. Revista Latino-Americana de Ortodontia e Odontopediatria. [internet]. 2009. [citado 2015 setembro 22]. p.
6 - 17. Disponível em:
https://www.ortodoncia.ws/publicaciones/2009/art20.asp

8. Buhn C., Hofrath H., Korkhaus G. Ortodontia. 2 ⁰edição. Barcelona; Editorial Labor. 1944. P. 74-109.

9. Torres M. Desenvolvimento da dentição. A dentição primária. Revista Latino-americana de Ortodontia e Odontopediatria. [Internet]. 2009. [cited 2015 Sep 22]. p. 1 - 23. Disponível em: https://www.ortodoncia.ws/publicaciones/2009/art23.asp

10. Rondon R., Zambrano G., Guerra M. Relação do aleitamento materno e desenvolvimento Dento-Buco-Maxilo-Facial: uma revisão da literatura latino-americana. Revista Latino-Americana de Ortodontia e Odontopediatria. [Internet]. 2012. [cited 2015 Sep 22]. P. 2- 23. Disponível em: https://www.ortodoncia.ws/publicaciones/2012/art20.asp

11. Boj J., Catalá M., García-Ballesta C., Mendoza A., Planells P. Odontopediatria, la evolución del niño al adulto joven. I ⁰Edicion. Madrid: RipanoS.A. 2011. P. 76-81.

12. Romero M., Chávez E., Barrero J., Prevalência e sequência de erupção no maxilar inferior em pacientes selecionados do curso de diploma de ortodontia interceptativa da U.G.M.A 2006. Revista Latino-americana de Ortodontia e Odontopediatria. [Internet]. 2008. [cited 2015 Sep 22]. P. 2-3.   Disponível em :
https://www.ortodoncia.ws/publicaciones/2008/artl0.asp

13. Pinto M. Anatomia dentária e evolução de uma dentição. Guia prático. Universidade do Chile, Faculdade de Odontologia, Disciplina de Odontopediatria. 2013.

14. Nakata M., Wei S. Guía Oclusal en Odontopediatria. I ⁰Edición, Venezuela; Actualidades medico odontologicas S.A. 1992. P.7 -14.

15. Navarrete M., Cauvi D., Espinoza, A. Características da Dentição Temporal Normal aos três anos de idade. [Tese para a obtenção do grau de Cirurgião - Dentista]. Santiago:

Universidade do Chile, Faculdade de Odontologia, Ortopedia Dentomaxilar. 1993. P. 17 - 23, 53 -58.

16. Rubio L., Cauvi D., Espinosa A. Características da Dentição Temporária na Normalidade, aos 5 anos de idade. Tese para optar al título de Cirujano - [Tesis para optar al título de Cirujano

Dentista]. Santiago: Universidade do Chile, Faculdade de Medicina Dentária,

Assunto: Ortopedia Dentomaxilar. 1989. P.3- 14, 38 -56.

CAPÍTULO 2

PRIMEIRA FASE DA DENTIÇÃO MISTA
I UNIDADE: CONCEITOS IMPORTANTES.

Objectivos

No final desta unidade, será capaz de explicar:

1.   Os conceitos de erupção dentária na primeira fase da dentição permanente e da dentição mista.

1)   ERUPÇÃO NA DENTIÇÃO PERMANENTE.

O conceito de erupção para a dentição permanente é o mesmo que para a dentição decídua, no entanto, durante a erupção dos dentes permanentes existe uma maior variabilidade, devido a factores hormonais e à diferença de género. É classicamente aceite que o primeiro dente permanente a erupcionar é o primeiro molar permanente, depois os incisivos e, por fim, os sectores laterais são substituídos. De um modo geral, a erupção dos dentes permanentes completa-se da seguinte forma:

❖   Os dentes anteriores permanentes desenvolver-se-ão lingualmente a partir dos dentes decíduos e perto do seu ápice, a sua migração começará quando a formação da raiz começar.

No seu trajeto, os incisivos permanentes encontram a raiz dos dentes decíduos, que reabsorvem, para depois irromperem pela vestibular destes, geralmente. É comum que as coroas dos incisivos decíduos permaneçam na boca quando os dentes permanentes erupcionam e, caso já tenham esfoliado, os dentes permanentes reabrem a gengiva. Devido à sua trajetória de erupção, os dentes permanentes estão normalmente mais inclinados para a vestibular do que os seus antecessores primários.

❖   Os pré-molares também se desenvolvem lingualmente a partir da lâmina dentária dos molares primários e emergem entre as suas raízes, erupcionam numa posição ligeiramente mesial e a sua coroa fica exposta ao ambiente bucal após a esfoliação dos molares primários.

❖   Os molares permanentes originam-se de uma proliferação distal da lâmina dentária dos segundos molares primários e emergem com uma inclinação distal K

2)   PRIMEIRA FASE DA DENTIÇÃO MISTA.

A dentição mista é a fase da dentição em que *tanto* os dentes *decíduos como os permanentes estão presentes* na cavidade oral.

A dentição mista divide-se em primeira fase da dentição mista e segunda fase da dentição mista.

O primeiro estágio da dentição mista, que será discutido neste capítulo, é o estágio que vai de aproximadamente *5,5 a 9 anos* de idade e inclui a erupção dos *primeiros molares e incisivos permanentes.*

ENSAIO DA PRIMEIRA UNIDADE

1.   Porque é que existe uma maior variabilidade na erupção da dentição permanente do que na dentição decídua?

a)   Porque é sobretudo influenciado por factores genéticos.

b)   Porque a sua erupção tende a ser mais difícil.

c)   A presença de factores raciais e socioeconómicos.

d)   Devido à presença de factores hormonais e de diferenças de sexo.

2.   Qual é o primeiro dente permanente a erupcionar, de acordo com o texto?

a) Incisivo central inferior.

b) Incisivo lateral inferior.

c) Primário-molarpermanente.

d) Incisivo central superior.

3. Qual das seguintes alternativas está correcta em relação à erupção cutânea
de dentes permanentes anteriores?

a) Durante a erupção, eles seguem o mesmo caminho que os dentes decíduos e são
reabsorvidos.

b) Normalmente, irrompem labialmente a partir dos dentes decíduos.

c) Eles irrompem ligeiramente mesial aos dentes decíduos.

d) A sua erupção é ligeiramente diferente da dos dentes decíduos.

4. Qual é a faixa etária aproximada para a primeira fase da dentição mista?

a) Dos 5,5 aos 9 anos de idade.

b) Dos 4 aos 9 anos de idade.

c) Dos 5,5 aos 12 anos de idade.

d) Dos 7 aos 10 anos de idade.

5. Que dentes podemos encontrar na boca durante a primeira fase da dentição mista?

a) Incisivos permanentes e primeiros molares.

b) Dentes primários, incisivos e primeiros molares permanentes.

c) Incisivos e segundos molares permanentes.

d) Incisivos primários e primeiros molares permanentes.

SOLUÇÕES PARA O PRIMEIRO TESTE UNITÁRIO

1. d) Devido à presença de factores hormonais e à diferença de sexo.

2. c) Primeiro molar permanente.

3. b) Geralmente irrompem labialmente a partir dos dentes decíduos.

4. a) Dos 5,5 aos 9 anos de idade.

5. b) Dentes decíduos, incisivos e primeiros molares permanentes.

UNIDADE II: EVOLUÇÃO DO PRIMEIRO MOLAR PERMANENTE

Objectivos

No final desta unidade, será capaz de explicar:

I. *A importância do primeiro molar permanente na oclusão.*

II. *O desenvolvimento e a erupção do primeiro molar permanente.*

III. *As possíveis relações oclusais que podem ser adquiridas a partir do primeiro molar permanente.*

1) IMPORTÂNCIA DO PRIMEIRO MOLAR PERMANENTE

Os primeiros molares permanentes são os dentes mais importantes, pois são os primeiros dentes permanentes a aparecer na boca, desempenham também um papel fundamental no desenvolvimento e funcionalidade da dentição permanente, entre os quais podemos referir:

❖ São responsáveis por 50% da eficiência mastigatória.

❖ Servem de guia para a erupção e posicionamento do grupo de molares.

❖ Produzem a segunda elevação fisiológica da oclusão 3'4,5.

❖ É considerada "A chave da oclusão" 5.

A perda deste dente gera alterações no equilíbrio dentário, produzindo mudanças nos eixos do resto dos dentes, oclusão traumática e problemas ao nível da articulação temporomandibular^-.

2) DESENVOLVIMENTO E ERUPÇÃO DO PRIMEIRO MOLAR PERMANENTE.

°A organogénese do primeiro molar permanente inicia-se por volta dos 4 meses de vida intra-uterina, a partir de uma extensão da lâmina dentária. Ao nascimento, sua cúspide mesiovestibular já está calcificada e seu esmalte está completamente formado entre 2,5 e 3 anos de idade. A formação da sua raiz estará completa entre os 9 e 10 anos de idade θ.

O germe do primeiro molar permanente superior desenvolve-se na tuberosidade da maxila e a sua superfície oclusal está orientada para baixo e para trás, enquanto o germe do primeiro molar permanente inferior está posicionado no ângulo da mandíbula e a sua superfície oclusal está orientada para cima e para a frente, o que determina uma diferença no padrão de erupção de ambos. Quando o primeiro molar permanente irrompe, entra em contacto com a superfície distal do segundo molar primário, no entanto, esta localização é instável até que a relação intercuspidante entre os primeiros molares permanentes superiores e inferiores seja alcançada.

Como mencionado acima, o espaço para a erupção do primeiro molar permanente é produzido por um crescimento posterior distal aos arcos dentários, chamado **campo molar, que** é formado pela aposição na área da tuberosidade e reabsorção da parte anterior do ramo, compensada pela aposição na sua parte posterior 5> (Fig. 27).

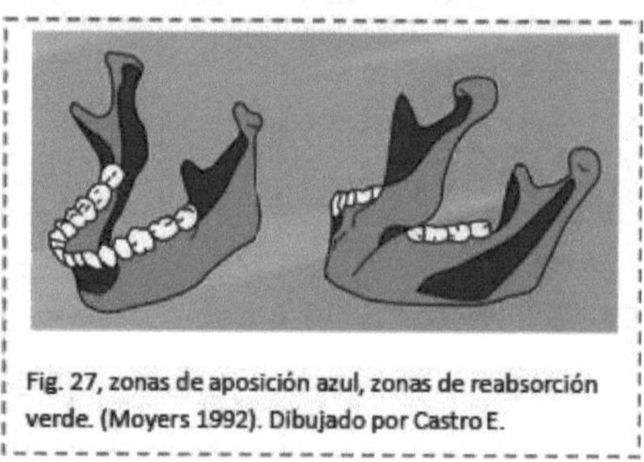

Fig. 27, zonas de aposición azul, zonas de reabsorción verde. (Moyers 1992). Dibujado por Castro E.

Fig. 27, zonas de aposição azuis, zonas de reabsorção verdes (Moyers 1992). Desenhado por Castro E.

em termos de cronologia de erupção,

Existem diferenças entre os vários autores, devido aos critérios utilizados nas medições e às diferenças entre as populações estudadas 5.

De acordo com as idades propostas por Logan e Kronfeld, modificadas por McCall e Shour, os primeiros molares permanentes superiores e inferiores irrompem entre os 6 e os 7 anos 1, enquanto que, de acordo com a cronologia utilizada por

da área de Odontologia da Universidade do Chile, erupcionam entre 5,5 e 7 anos de idade^.

TABELA 2: Cronologia do desenvolvimento da Dentição Permanente de acordo com Logan e Kronfeld, ligeiramente modificado por McCall e

Schour κ

Dentes	Início formação de	Quantidade de esmalte à	Esmalte acabado	Erupção	Raiz acabada

	tecido duro	nascença			
°I EM	Nascimento	Por vezes, um	2½-3	6-7 anos	9-10 anos
°I MI	Nascimento	Por vezes, um	2½-3	6-7 anos	9-10 anos

QUADRO4: Cronologia da erupção na dentição permanente utilizada por		
Dentes Permanente	**Maxila (anos)**	**Mandíbula (anos)**
°I Molar	5.5 -	

Estudos efectuados por professores da Faculdade de Medicina Dentária da Universidade do Chile concluíram que as datas de erupção do primeiro molar permanente estão divididas tanto pelas arcadas dentárias como pelo sexo. Para este último parâmetro, foram determinados, em média, os seguintes valores

❖ Mulheres: 5,6 a 6 anos

❖ [3]Homens: 6,1 a 6,5 anos .

Em geral, os molares inferiores irrompem antes dos molares superiores, não sendo observadas diferenças significativas nos hemiarcas. [3]O facto de ocorrer primeiro nas fêmeas pode ser explicado pelo maior desenvolvimento sexual e esquelético que estas apresentam relativamente aos machos nesta fase de crescimento.

[3] Quando os primeiros molares permanentes erupcionam e atingem o plano oclusal, gera-se o *Segundo Elevador Fisiológico de laOclusão* ,5.

3) RELAÇÕES OCLUSAIS DO PRIMEIRO MOLAR PERMANENTE.

A oclusão dos primeiros molares permanentes pode ser prevista a partir da relação entre as superfícies distais dos segundos molares decíduos. A relação entre os tipos de planos e a oclusão precoce dos primeiros molares pode ser Λ

A) PLANO VERTICAL RETO OU PLANO POSTLATIAL: a relação terminal dos segundos molares decíduos é vertical (Fig. 27), suas superfícies vão guiar os primeiros molares permanentes para uma posição instável, o que pode levar a uma relação inicial de *cúspide a cúspide*, que mais tarde se transformará em uma relação de neutroclusão, ou seja, *cúspide a fossa*. Entre as teorias que explicam a origem deste fenómeno encontram-se: θ>.

I) Fechamento dos espaços primatas: a presença de espaços fisiológicos localizados entre incisivos laterais e caninos primários na maxila (Fig. 28), e entre caninos e primeiros molares primários na mandíbula, permitiria a passagem de um *plano terminal reto* para um *degrau mesial,* necessário para permitir a neutroclusão dos primeiros molares permanentes θ>.

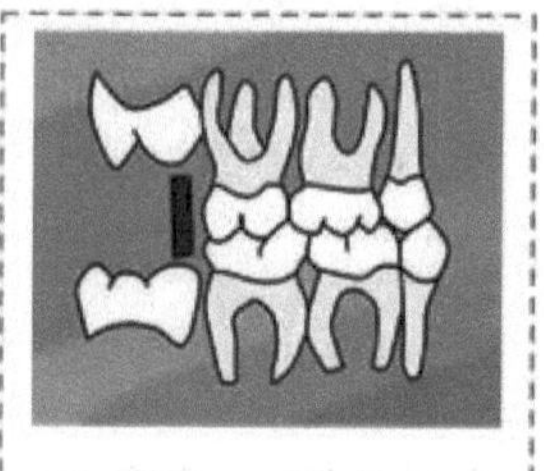

Fig. 28, Plano vertical recto. (
Nakata 1992). Dibujado por
Castro E.

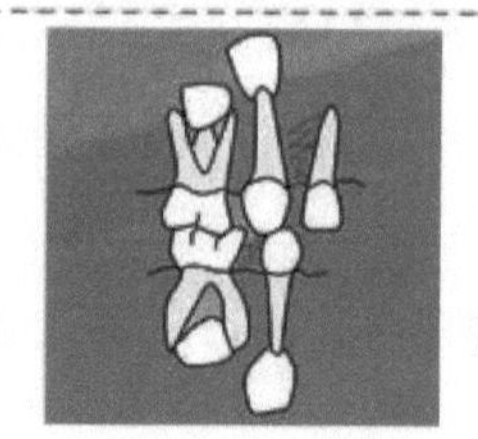

Fig. 29, Espacio de primates
(Labranque 1995). Dibujado
por Castro E.

II) Avanço mesial da mandíbula: o desgaste fisiológico das bordas incisais dos dentes decíduos determinaria a perda da malha entre as cúspides agudas e as fossas ou sulcos, o que produziria um *avanço mesial da mandíbula* (Fig. 30), permitindo a neutroclusão dos primeiros molares permanentes.

III) Deslocamento mesial tardio: ocorre um deslocamento mesial dos primeiros molares permanentes para fechar os espaços gerados por um diâmetro mesiodistal maior do espaço ocupado pelos caninos e molares decíduos em relação ao diâmetro ocupado pelos caninos e pré-molares permanentes θ> (Fig. 31).

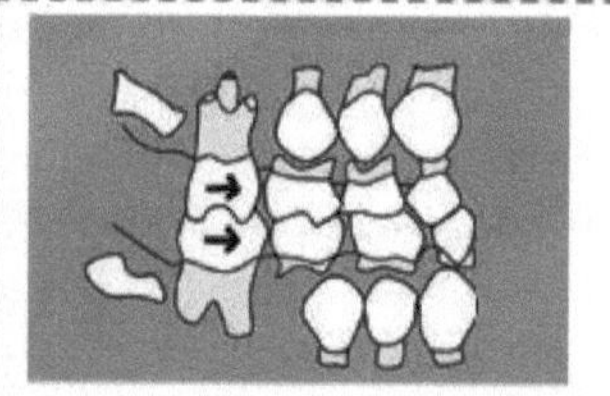

Fig. 30, Avance mesial de la mandíbula.
(Labranque 1995). Dibujado por Castro E.

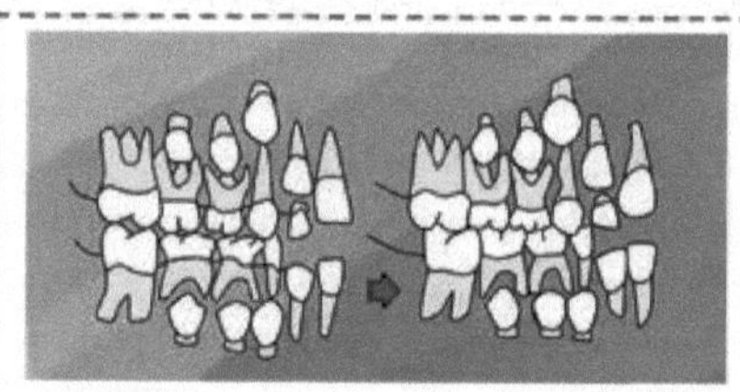

Fig. 31, Desplazamiento mesial tardío. (Labranque
1995). Dibujado por Castro E.

IV) Combinação de dois ou mais processos: ocorrem dois ou mais dos processos acima mencionados 5.

V) Forma anatómica dos dentes: existem *planos inclinados* que fazem com que a cúspide mesiopalatina do primeiro molar permanente superior se dirija cada vez mais para dentro da fossa do primeiro molar permanente inferior durante a erupção, permitindo a obtenção da neutroclusão (Fig. 32).

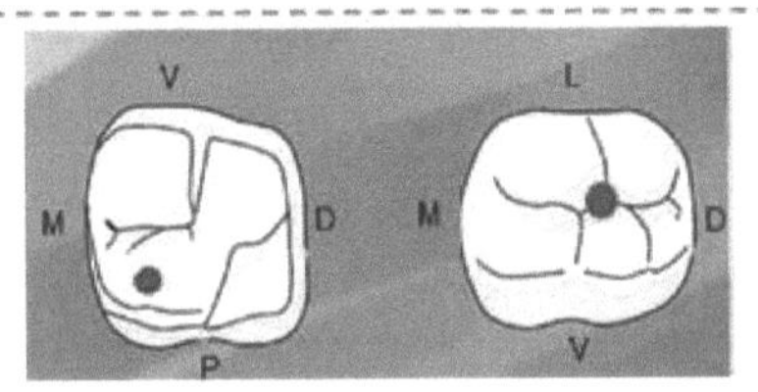

Fig. 32, Forma anatómica de las piezas dentarias.
(Labraque 1995). Dibujado por Castro E.

Fig. 32, Forma anatómica dos dentes (Labraque 1995). Desenhado por Castro E.

B) ESCALO MESIAL: este é o tipo de relação oclusal que ocorre com mais frequência. Neste caso, a *superfície distal do segundo molar inferior primário é mesial à superfície distal do segundo molar superior primário* (Fig. 33).

O passo mesial assegura a correcta intercuspidação do molar permanente, uma vez que permitirá a neutroclusão dos primeiros molares permanentes desde o início.

O degrau mesial deve-se ao facto de os incisivos superiores se moverem labialmente entre os quatro e os seis anos de idade, produzindo um alongamento da arcada dentária, o que permitiria ao maxilar inferior adotar uma posição mais mesial, o que é ainda mais facilitado quando há uma maior abrasão das superfícies oclusais dos dentes decíduos. [5]Esse processo é chamado de **Segundo Avanço Fisiológico da Oclusão.**

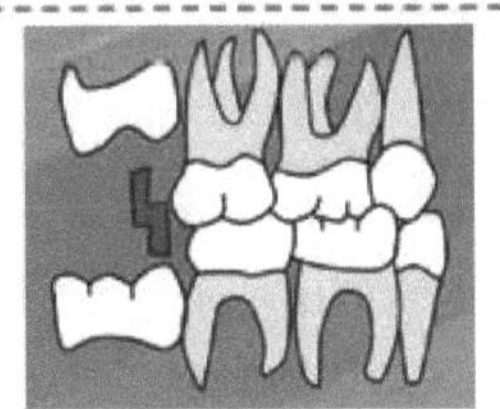

Fig. 33, Escalón mesial y Neutroclusión. (Labranque 1995). Dibujado por Castro E.

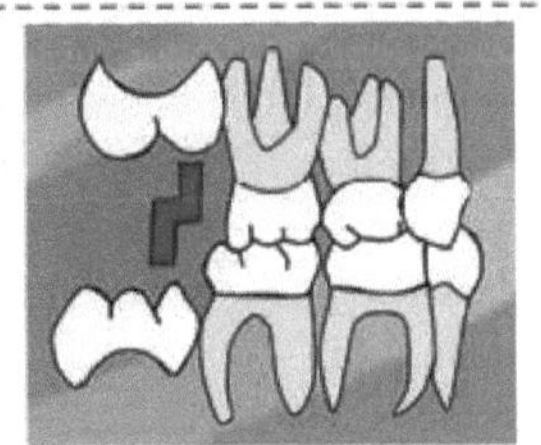

Fig. 34, Escalón distal y distoclusión. (Labranque 1995). Dibujado por Castro E.

Fig. 33, Degrau mesial e Neutroclusão (Labranque 1995). Desenhado por Castro E.
Fig. 34, Degrau de Distai e distoclusão (Labranque 1995). Desenhado por Castro E.

C) ESTÁGIO DISTAL: Neste caso, a *superfície distal do segundo molar inferior primário está distal à superfície distal do molar superior primário.* Essa relação entre os molares decíduos não é considerada normal, pois pode levar à distoclusão dos primeiros molares permanentes (Fig. 34).

ENSAIO DA SEGUNDA UNIDADE

1. Porque é que ocorre a "Segunda elevação fisiológica da oclusão"?
a) Erupção do primeiro molar permanente.
b) Para a oclusão entre os primeiros quatro molares permanentes.
c) Para a eficiência mastigatória do primeiro molar permanente.
d) O envolvimento do primeiro molar permanente como a "chave da oclusão".

2.   Quando se inicia a organogénese do primeiro molar permanente?

a)   °Durante o 4º mês de vida após o nascimento.

b)   °Durante os 6 meses de vida intra-uterina.

c)   °Durante a 4ª semana de vida intra-uterina.

d)   °Durante o 4º mês de vida intra-uterina.

3.   Entre que idades irrompe o primeiro molar permanente, de acordo com a cronologia utilizada por Logan e Kronfeld?

a)   Entre 6 e 7 anos.

b)   Entre 4 e 7 anos de idade.

c)   Entre 6 e 8 anos de idade.

d)   Entre 5 e 9 anos de idade.

4.   O que é correto sobre a erupção do primeiro molar permanente?

a)   Não existem diferenças de género.

b)   Não foram encontradas diferenças significativas consoante os hemiarcas.

c)   O primeiro molar inferior erupciona normalmente depois do primeiro molar superior.

d)   Normalmente, a erupção ocorre primeiro nos homens do que nas mulheres.

5.   Porque é que ocorre o "Deslocamento Mesial Tardio"?

a)   A presença de espaços fisiológicos mesial ao canino primário superior e distal ao canino primário inferior.

b)   Devido ao desgaste fisiológico dos dentes decíduos.

c)   Devido aos planos inclinados nas cúspides dos primeiros molares permanentes.

d)   Devido ao maior diâmetro mesiodistal dos caninos e molares primários em relação aos caninos e pré-molares permanentes.

6.   Qual destas relações entre as faces distais dos segundos molares decíduos garante a neutroclusão dos primeiros molares permanentes desde o início?

a)   Passo mesial.

b)   Passo Distai.

c)   Plano pós-lacteo.

d)   Avanço mesial da mandíbula.

7.   Qual destas relações entre as faces distais dos segundos molares decíduos poderia levar a uma distoclusão entre os primeiros molares permanentes?

a)   Passo mesial.

b)   Plano pós-lacteo.

c)   Planovertical.

d)   Passo Distai.

SOLUÇÕES PARA O SEGUNDO TESTE UNITÁRIO

1.   b) Pela oclusão entre os primeiros quatro primeiros molares permanentes.

2.   °d) Durante o 4º mês de vida intra-uterina.

3.   (a) Entre 6 e 7 anos.

4.   b) Não foram encontradas diferenças significativas de acordo com os hemiarcas.

5.   d) Devido ao maior diâmetro mesiodistal dos caninos e molares primários em relação aos caninos e pré-molares permanentes.

6.   a) Passo mesial.

7. d) Passo Distai.

III UNIDADE: EVOLUÇÃO DOS INCISIVOS PERMANENTES

Objectivos

No final desta unidade, será capaz de explicar:

I.   O desenvolvimento e a erupção dos incisivos permanentes.

II.   A substituição do grupo dos incisivos primários pelo grupo dos incisivos permanentes e quais os factores que permitem que isso aconteça.

III.   As características do grupo de incisivos durante a primeira fase da dentição mista.

IV.   As características da protrusão e do degrau nos incisivos permanentes.

QUADRO 5: Cronologia do desenvolvimento da dentição permanente de acordo com					
Dentes	Formação de tecidos duros no domicílio	Γ,A d Quantidade de esmalte à nascença	Esmalte acabado	c ■■ Erupção	Raiz acabada
Incisivo		-	4-5	7-8 anos	10 anos
Incisivo	10-12	-	4-5	8-9	11 anos
Incisivo		-	4-5	6-7	9 anos
Incisivo		-	4-5	7-8	10 anos

QUADRO 6: Cronologia da erupção na dentição permanente utilizada por		
Dentes Permanente	***Maxila (anos)***	***Mandíbula (anos)***
Incisivo central	7-8	6 7
Incisivo lateral	8-9	7-8

2) MUDANÇA DOS INCISIVOS.

A mudança dos incisivos primários começa com o incisivo central inferior. A soma da largura mesiodistal dos quatro incisivos permanentes é maior do que a dos quatro incisivos primários, que é de aproximadamente 7 mm no maxilar superior e de aproximadamente 5 mm no maxilar inferior, razão pela qual devem ocorrer certas alterações na arcada dentária para o correto alinhamento dos incisivos permanentes.

Durante a mudança de espaço na região anterior, o espaço total da arcada torna-se deficiente, o que provoca o apinhamento. A posição dos caninos e pré-molares depende da posição dos incisivos permanentes.

Existem quatro factores reguladores que controlam a colocação dos quatro incisivos permanentes Λ

A)   ESPAÇO INTERDENTÁRIO NA REGIÃO DOS INCISIVOS PRIMÁRIOS.

Os espaços fisiológicos são factores importantes que facilitarão a acomodação na arcada dos incisivos permanentes relativamente grandes em relação aos incisivos primários; se não houver espaço na dentição primária, os incisivos permanentes tendem a sobrelotar, pelo que a presença ou ausência de espaços primários afectará de forma importante a acomodação dos incisivos. 7

B) AUMENTO DO DIÂMETRO INTERCANINO.

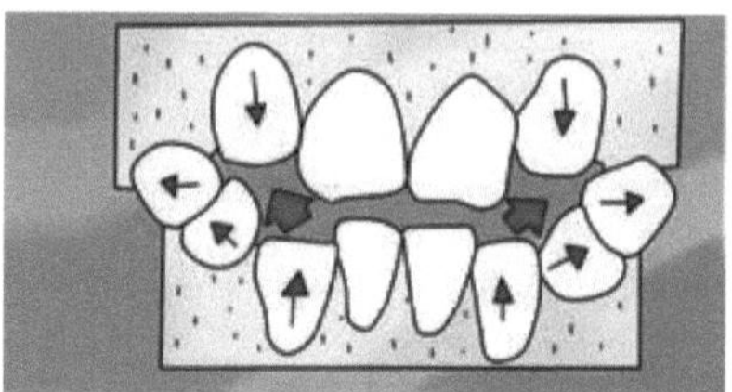

Fig. 35, Aumento do diâmetro intercanino (Canut 2000). Desenhado por Castro E.

Durante o período de erupção dos incisivos, observa-se um aumento da largura intercaninos (crescimento transversal entre os caninos) no momento da erupção dos incisivos centrais superiores e laterais inferiores (Fig. 35). Quando os incisivos completam a sua erupção, a largura intercaninos aumenta em cerca de 3 mm em cada maxilar. No maxilar superior, a largura intercaninos aumenta em mais 1,5 mm quando os caninos erupcionam Λ

C) AUMENTO DA ARCADA DENTÁRIA ANTERIOR.

Há um aumento da arcada dentária no sentido ântero-posterior que vai permitir espaço para os incisivos permanentes, que são maiores do que os incisivos primários. Os incisivos permanentes têm de erupcionar mais labialmente para conseguir o espaço adicional necessário (Fig. 36), deslocando-se 2 a 3 mm em relação aos incisivos primários. No maxilar inferior, os incisivos permanentes estão ocasionalmente localizados lingualmente em relação aos incisivos primários, imediatamente após a erupção Λ

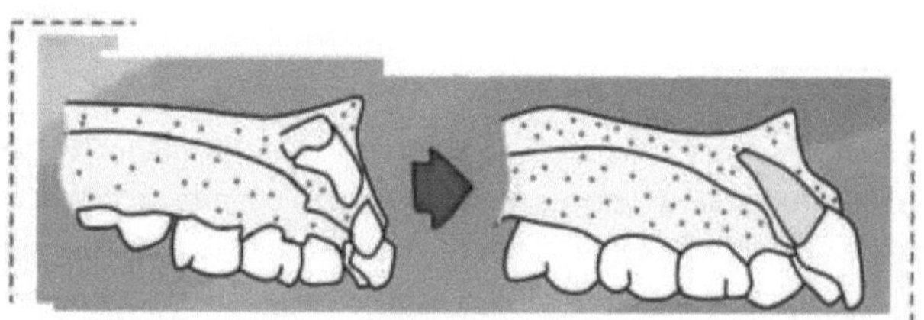

Fig. 36, Localização mais vestibular dos incisivos permanentes (Canut2000). Desenhado por Castro E.

D) ALTERAÇÃO DO EIXO DOS INCISIVOS PERMANENTES.

Entre as diferenças que podem ser encontradas entre a dentição decídua e a permanente está o eixo dos dentes. Nos dentes decíduos, em geral, o ângulo interincisal entre os incisivos centrais superiores e inferiores é de cerca de 150°, enquanto nos incisivos permanentes é de 123° (Fig. 37). Os incisivos permanentes, sendo muito mais inclinados labialmente, permitem que a arcada dentária adquira uma circunferência mais larga, o que beneficia o posicionamento dos incisivos permanentes maiores.

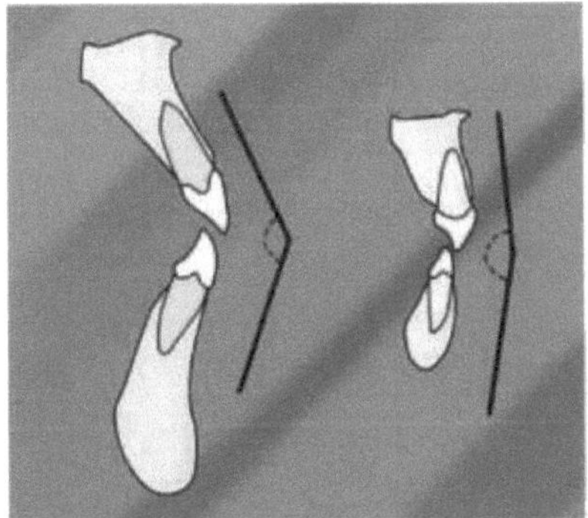

Fig. 37, Ângulo interincisal na dentição decídua e permanente (Moyers 1992). Desenhado por Castro E.

3) CARACTERÍSTICAS DOS INCISIVOS PERMANENTES DURANTE A DENTIÇÃO PRIMEIRA FASE MISTA.

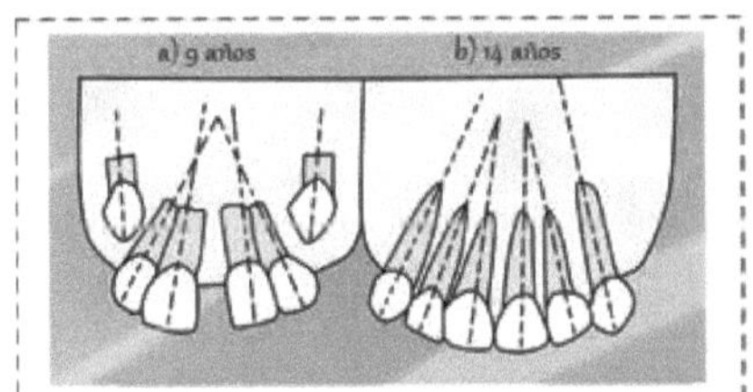

Fig. 38, Fechamento do diastema entre os incisivos centrais superiores permanentes (Nakata 1992). Desenhado por Castro E.

Durante a erupção dos incisivos, as crianças tendem a ter uma aparência diferente, os incisivos permanentes são maiores, seu eixo longitudinal é aberto em forma de "V" invertido e a cor é mais amarela em relação aos dentes decíduos (Fig. 38). A presença de diastema entre os incisivos centrais superiores foi relatada em 70% e o fechamento espontâneo do diastema em 82% dos casos. Devido ao desalinhamento presente nesta altura, tem sido chamado o "período do patinho feio". Posteriormente, os incisivos endireitam-se com a erupção dos incisivos laterais e caninos Λ **4) CONCEITO DE RESALDO E ESCALÃO**

Um aspeto importante da oclusão é a protrusão e a inclinação dos incisivos, que pode ser definida da seguinte forma:

(A) REALCE, SOBRESSALIÊNCIA OU PROJECÇÃO HORIZONTAL:

O grau de protrusão na dentição permanente depende da erupção dos caninos permanentes e do crescimento anterior das arcadas maxilar e mandibular. O seu valor médio é de 2,5 mm 5.

(B) DEGRAU, SOBREMORDIDA OU PROJECÇÃO VERTICAL:

Na dentição permanente, a distância entre os bordos incisais verticalmente é, em média, de 2,5 mm 5.

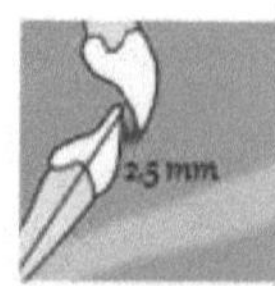 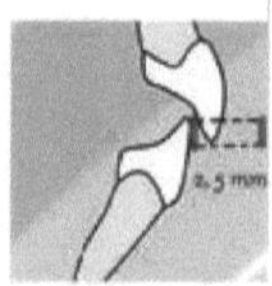

Fig. 39, Overjet. (Said 1992). Desenhado por Castro E. Fig. 40, Sobremordida (Said 1992). Desenhado por Castro E.

ENSAIO DA TERCEIRA UNIDADE

1. Qual é o último dente do grupo dos incisivos a iniciar a calcificação de acordo com Logan e Kronfeld?
a) Incisivo lateral superior.
b) Incisivo lateral inferior.
c) Incisivo central superior.
d) Incisivo central inferior.

2. Qual é o primeiro dente do grupo dos incisivos a erupcionar, de acordo com Logan e Kronfeld?
a) Incisivo lateral superior.
b) Incisivo lateral inferior.
c) Incisivo central superior.
d) Incisivo central inferior.

3. Qual é a soma das larguras mesiodistais dos incisivos permanentes em relação à dos incisivos primários?
a) Major.
b) Semelhante.
c) Menor.
d) O mesmo.

4. Em que medida é que o aumento da largura intercanina durante a substituição do incisivos?
a) 7 mm no maxilar superior e 5 mm no maxilar inferior.
b) 3 mm para cada maxilar.
c) 3 mm para o maxilar superior 1 mm para o maxilar inferior.
d) 1 mm para cada maxilar.

5. Qual destes factores facilita a colocação dos incisivos permanentes?
a) Aumento anteriourdental.
b) Degrau mesial.
c) Desgaste fisiológico.
d) Campo molar.

6. Como é que o eixo dos incisivos permanentes está em relação ao eixo dos incisivos primários?
a) Estão mais inclinados para o distai.

b) São mais inclinados para a labialidade.

c) São perpendiculares ao plano oclusal.

d) São mais inclinados mesialmente.

7. O que é correto sobre as características dos incisivos durante a primeira fase da dentição mista?

a) Os incisivos centrais permanentes são convergentes mesialmente.

b) Os incisivos primários são mais amarelos do que os incisivos permanentes.

c) Um diastema entre os incisivos centrais permanentes é comum e precisa de ser tratado precocemente.

d) Uma grande percentagem dos diastemas entre os incisivos centrais permanentes fecha-se espontaneamente.

8. Qual é o valor médio de sobressaliência e sobremordida na dentição permanente?

a) 2,5 e 3 mm, respetivamente.

b) 1 mm para ambos.

c) 2,6 e 2,7 mm, respetivamente.

d) 2,5 mm para ambos.

SOLUÇÕES PARA O TERCEIRO TESTE UNITÁRIO

1. a) Incisivo lateral superior.

2. (d) Incisivo central inferior.

3. a) Major.

4. (b) 3 mm para cada maxilar.

5. a) Aumento da arcada dentária anterior.

6. b) Têm mais tendência para a labialidade.

7. d) Uma grande percentagem dos diastemas entre os incisivos centrais permanentes fecha-se espontaneamente.

8. (d) 2,5 mm para ambos

REFERÊNCIAS

1. Boj J., Catalá M., García-Ballesta C., Mendoza A., Planells P. Odontopediatria, la evolución del niño al adulto joven. I °Edicion. Madrid: RipanoS.A. 2011. P.81-84.

2. Pavic M., Cauvi D., Espinoza A. Características da dentição mista de segundo estágio numa amostra de crianças da área metropolitana. [Tese para a obtenção do grau de cirurgião - dentista]. Santiago. Universidade do Chile, Faculdade de Odontologia, Ortopedia Dentomaxilar. 1992. P. 3-4.

3. Buhn C., Hofrath H., Korkhaus G.. Ortodontia. 2 °edição. Barcelona: Editorial Labor. 1934. P. 109 - 122.

4. Reichenbach E., Brückl H. Clínica e terapêutica ortopédica - maxilar. I ° Edição. Argentina: Editorial Mundi. 1965. P. 21.

5. Said L., Cauvi. D., Espinoza A. °Características da dentição mista I Fase numa população de crianças chilenas da área metropolitana. [Tese para a obtenção do grau de cirurgião-dentista]. Santiago: Universidad de Chile, Facultad de Odontología, Asignatura de Ortopedia Dentomaxilar. 1992. P. 10-40, 75-78.

6. Leiva N., Cauvi D., Espinoza, A. Características da dentição decídua em crianças de 6 a 24 meses de idade. [Tese para a obtenção do grau de Cirurgião-Dentista]. Santiago: Universidade do Chile, Faculdade de Odontologia, Ortopedia Dentomaxilar. 1994. P. 8-9.

7. Nakata M., Wei S. Guía Oclusal en Odontopediatria. 1ª Edição, Venezuela: Actualidades medico odontologicas S.A. 1992. P. 14-21.

8. Rubio L., Cauvi D., Espinoza A. Características da dentição decídua normal aos 5 anos de idade. Tese para a obtenção do grau de Cirurgião - [Tesis para optar al título de Cirujano Dentista]. Santiago. Universidade do Chile, Faculdade de Medicina Dentária, Disciplina de Ortopedia Dentomaxilar. 1994. P. 4-7.

9. Pinto M. Anatomia dentária e evolução de uma dentição. Guia prático. Universidade do Chile, Faculdade de Odontologia, Disciplina de Odontopediatria. 2013.

10. CanutJ. Ortodontia Clínica. 2 °Edição. Barcelona: Ed Salvat. 2000. P. 49 - 55

11. Navarrete M., Cauvi D., Espinoza A. Características da dentição decídua normal aos 3 anos de idade. [Tese para a obtenção do grau de Cirurgião - Dentista]. Santiago: Universidade do Chile, Faculdade de Odontologia, Ortopedia Dentomaxilar. 1993. P. 18 -19.

12. Moyers R. Manual of orthodontics. 4 °edição. Argentina: Editorial médica Panamericana. 1992. P.131-134.

CAPÍTULO 3

Objectivos

No final desta unidade, será capaz de explicar:

I.   O conceito de segunda fase da dentição mista.

II.   O que é a Zona de Apoio Korkhaus e qual a sua importância.

III. Quais os factores que podem afetar a integridade da zona de exploração de Korkhaus.

I UNIDADE: CONCEITOS RELEVANTES.

1) SEGUNDA FASE DA DENTIÇÃO MISTA

Esta fase inicia-se com a substituição dos dentes que compõem *a zona de suporte de Korkhaus* (Fig. 42), constituída pelo canino, primeiro e segundo molar primário, que são substituídos pelo canino, primeiro e segundo pré-molar permanentes, assim que a erupção dos incisivos permanentes estiver completa, aproximadamente um ano e meio depois. A segunda fase da dentição mista desenvolve-se *entre os 9 e os 12 anos de idade* (Fig. 41).

Durante o intervalo de um ano e meio após a erupção dos incisivos permanentes, os caninos e pré-molares permanentes serão colocados na posição apropriada para a sua erupção subsequente e, ao mesmo tempo, as raízes dos dentes decíduos serão gradualmente reabsorvidas, e nesta altura a formação e calcificação das raízes de todos os dentes permanentes também terá lugar.

Embora a oclusão molar seja determinada em grande parte no período da primeira fase da dentição mista, com a erupção dos primeiros molares permanentes, o conhecimento de como ocorre a substituição dos dentes nas áreas laterais é de grande importância, pois as anormalidades oclusais podem se manifestar de forma constante ou mais ou menos pronunciada ≡.

2) ZONA DE APOIO DO KORKHAUS (KSK) E SUA IMPORTÂNCIA.

A Zona de Suporte de Korkhaus é a área entre a mesial do canino primário e a distai do segundo molar primário, e a sua função é acomodar os caninos e pré-molares permanentes. É constituída pelo canino, primeiro e segundo molar.

primário

ZSK

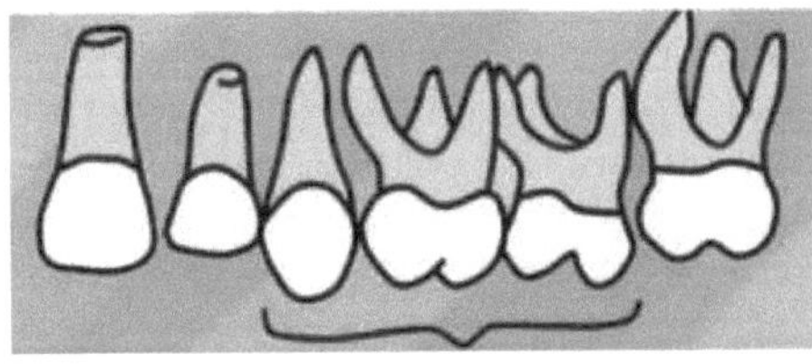

Fig. 42, Zona de apoio de Korkhaus (Álvarez 1995). Desenhado por Castro E.

A importância da zona de retenção de Korkhaus manifesta-se durante a primeira fase da dentição mista, mantendo a oclusão nas três direcções do espaço: mantém a altura e a engrenagem da oclusão e preserva o espaço a ocupar pelos caninos e pré-molares, mantendo o perímetro da arcada dentária K

Se o Z.S.K. mantiver a sua integridade, a substituição normal do dente ocorrerá, no entanto, pode ser afetado por vários factores, que podem afetar a sua integridade, levando a alterações na substituição do dente κ

(c) FACTORES QUE AFECTAM A INTEGRIDADE DA ZONA DE APOIO DE KORKHAUS

❖ *CÁRIES:* Quando uma cárie dentária localizada interproximalmente aos dentes gera uma perda de tecido, gera-se uma zona de menor resistência para a qual os dentes vizinhos vão migrar e invadir a ZSK.

❖ *AGNESIAS*: podem ser assumidas quando o período entre a esfoliação do dente primário e a erupção do dente permanente é superior a 2 meses.

❖ *PERDA PRECOCE DE UM* DENTE *PRIMÁRIO:* A perda precoce de um dente primário, seja por extração precoce ou por trauma, como no caso da cárie, gera uma área de resistência reduzida para a qual os dentes vizinhos migrarão e invadirão a ZSK.

❖ *ATAQUE ZSK ANTERIOR:* Ocorre quando há rizalise prematura dos caninos primários com ou sem perda do canino primário K

❖ ATAQUE *ZSK POSTERIOR: é* provocado pelo mau posicionamento da erupção do primeiro molar permanente, que segue um trajeto demasiado mesial, o que causará dificuldade em emergir e provocará danos na raiz do segundo molar primário. A posição mesial do molar permanente vai fazer com que a arcada dentária fique apinhada.

ENSAIO DA PRIMEIRA UNIDADE

1. Com que idade aproximadamente se desenvolve a dentição mista de segunda fase?
a) Entre 5,5 e 9 anos.
b) Entre 9 e 2 anos.
c) Entre 9 e 5 anos.
d) Entre 5,5 e 2,5 anos.

2. O que é a zona de apoio do Korkhaus?
a) A área desde a mesial do canino primário até à distal do segundo molar primário.
b) A área desde a distal do canino primário até à mesial do segundo molar primário.
c) Área que inclui o canino permanente, o primeiro e o segundo pré-molares.
d) A área desde a mesial do incisivo lateral primário até à distal do segundo molar primário.

3. Qual é a função da zona de retenção de Korkhaus?
a) Para permitir a neutroclusão do segundo molar permanente.
b) Para permitir a preservação do plano pós-lácteo.
c) Para permitir a primeira elevação fisiológica do primeiro molar permanente.
d) Manter a oclusão nas três direcções do espaço.

4. Qual dos seguintes factores pode afetar a integridade da Zona de Apoio de Korkhaus?
a) Presença de cáries incipientes.
b) Presença de terceiros molares impactados.
c) CorrimientoTardio.

d)   Presença de escalondistal.

5.   Porque é que ocorre o ataque subsequente à zona de retenção de Korkhaus?

a)   Devido à rizalise prematura do canino primário.

b)   Erupção do segundo molar permanente antes do segundo pré-molar.

c)   Devido à ausência de um dos dentes permanentes que ficará localizado na área de apoio do Korkhaus.

d)   Danos na raiz do segundo molar primário.

SOLUÇÕES PARA O PRIMEIRO TESTE UNITÁRIO

1.   b) Entre 9 e 2 anos de idade.

2.   (a) Área desde a mesial do canino primário até à distal do segundo molar primário.

3.   (d) Manter a oclusão nas três direcções do espaço.

4.   (c) Arranque tardio.

5.   (d) Danos na raiz do segundo molar primário.

UNIDADE II: DESENVOLVIMENTO DA DENTIÇÃO MISTA SEGUNDA FASE.

Objectivos

No final desta unidade, será capaz de explicar:

I.   Como se processa o desenvolvimento e a cronologia da erupção dos caninos e pré-molares permanentes.

II.   O que é o espaço de deriva, o espaço livre de Nance ou o Lee WaySpace.

III. Como se processa o desenvolvimento e a erupção do segundo molar permanente.

1) DESENVOLVIMENTO E ERUPÇÃO DOS CANINOS E PRÉ-MOLARES.

Os caninos permanentes superiores e inferiores iniciam a formação de tecido duro entre os 4 c 5 meses de idade, enquanto o esmalte acabado é visível entre os 6 e 7 anos de Idade. Os caninos permanentes inferiores erupcionam primeiro entre os 9 e 10 anos de idade e os caninos permanentes superiores erupcionam entre os 10 e 11 anos de idade (Tabela 7).

Relativamente aos primeiros pré-molares, os pré-molares superiores iniciam a formação dos tecidos duros com um ano e meio e os pré-molares inferiores com um ano e 9 meses. Ambos completam a formação do esmalte entre os 5 e 6 anos de idade. O primeiro pré-molar superior erupciona entre os 10 e os 11 anos e o primeiro pré-molar inferior entre os 10 e os 12 anos de idade 5.

Os segundos pré-molares superiores iniciam a formação de tecido duro por volta dos 2 anos de idade e os segundos pré-molares inferiores aos 2 anos e 3 meses. Ambos completam a formação do esmalte entre os 6 e 7 anos de idade. O segundo pré-molar superior erupciona entre os 10 e os 12 anos de idade e o segundo pré-molar inferior entre os 11 e os 12 anos de idade 5. A cronologia utilizada pelo Departamento de Odontopediatria da Faculdade de Medicina Dentária da Universidade do Chile θ também se encontra em anexo (Tabela 8).

TABELA 7: Cronologia do desenvolvimento da Dentição Permanente de acordo com

Dentes	Início formação tecido duro	Quantidade de esmalte à nascença	Esmalte e fins fazer	Erupção	Raiz terminado
Superio					
Caninos	4-5 meses	-	6-7 anos	11-12 anos	13-15 anos
[0]I PM	1½-1 ¾ anos	-	5-6 anos	10 -11 anos	12-13 anos
[0]2 PM	2-2% anos	-	6-7 anos	10-12 anos	12 -14 anos
Inferior					
Caninos	4-5	-	6-7	9-10	12-14
[0]I PMI	I¾-a2 anos	-	5-6 anos	10-12 anos	12-13 anos
[0]2 PMI	2%-2 ½ anos	-	6-7 anos	11-12 anos	13-14 anos

QUADRO8: Cronologia da erupção na dentição permanente utilizada por

Dentes Permanente	Maxila (anos)	Mandíbula (anos)
Caninos	11-12	9-11
[0]I Pré-molar	10-11	10-12
[0]2 Pré-molar	10-12	12 -13

O espaço para a erupção destes dentes é bastante limitado, pelo que devem existir algumas condições para que se verifique uma erupção gradual dos caninos e pré-molares permanentes. [7]Estas condições são mencionadas a seguir.

A) ESPAÇO LIVRE DE MANUTENÇÃO OU ESPAÇO DE SOTAVENTO.

[7]Corresponde ao espaço gerado pela diferença da soma das larguras mesiodistais dos caninos e molares decíduos em relação à dos caninos e pré-molares permanentes, que é menor, sendo a diferença de aproximadamente 1mm na maxila e de aproximadamente 3mm na mandíbula (Fig. 43).

Se analisarmos cada dente, o canino permanente é maior do que o primário, o primeiro pré-molar é menor do que o primeiro molar primário e o segundo pré-molar é menor do que o segundo pré-molar primário, criando assim apinhamentos à medida que cada dente muda, o que está relacionado com a mudança de ordem dos dentes no segmento lateral. A perda de espaço acaba por se resolver

[7]por esfoliação do segundo molar primário .

Graças à existência do espaço livre de nance, os casos em que o plano terminal é vertical e sem espaços na arcada dentária primária, onde a oclusão dos primeiros molares permanentes está numa relação cúspide-cúspide, podem ser transformados em Classe I, através do deslocamento mesial dos primeiros molares inferiores permanentes, durante a substituição dos dentes da ZSK. Por outro lado, um apinhamento no sector anterior, após a substituição do incisivo lateral, pode ser aliviado pela existência desse espaço 7

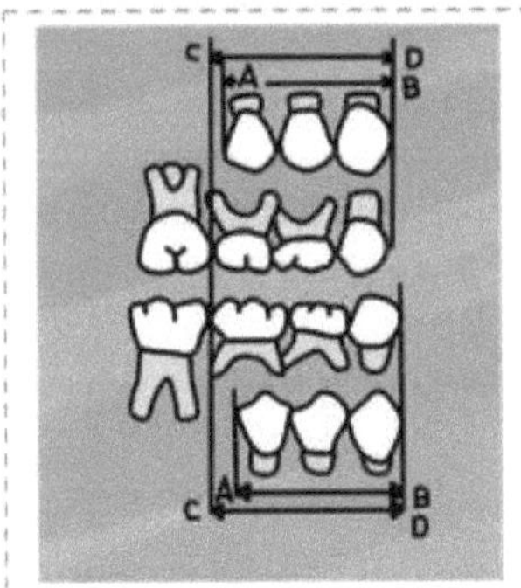

Fig. 43, Espaço Livre de Nance (Nakata 1992). Desenhado por Castro E.

B) ORDEM DE MUDANÇA DOS DENTES LATERAIS.

A ordem de mudança dos dentes laterais é um fator importante, porque se desenvolve num curto espaço de tempo, em condições difíceis e num espaço limitado na arcada dentária.

A ordem de erupção dos caninos e pré-molares é efectuada para conseguir um encravamento adequado, razão pela qual é feita de uma forma lógica. A sequência é diferente para a maxila e a mandíbula e consoante o sexo, uma vez que nas raparigas começa meio ano a um ano mais cedo.

A erupção dos dentes demora cerca de *dois anos e meio*. Neste período da dentição existe uma variação considerável na sequência de erupção dos caninos e pré-molares к

A sequência mais favorável para o maxilar superior (Fig. 44), segundo a maioria dos autores, é:

1. → → → 1º PF 2º PF Canino 2º M

2. → → → 1º PM Canino 2º PM 2º M K

Em ambas as sequências, após a erupção do primeiro pré-molar, que geralmente não é difícil, uma vez que é semelhante em tamanho ao primeiro molar primário, há uma pausa de aproximadamente um ano, durante a qual o canino primário é esfoliado e o canino permanente se prepara para a sua erupção, este dente segue um caminho mais tortuoso, de modo que o segundo pré-molar, que geralmente tem uma localização mais directa, erupciona antes do canino.

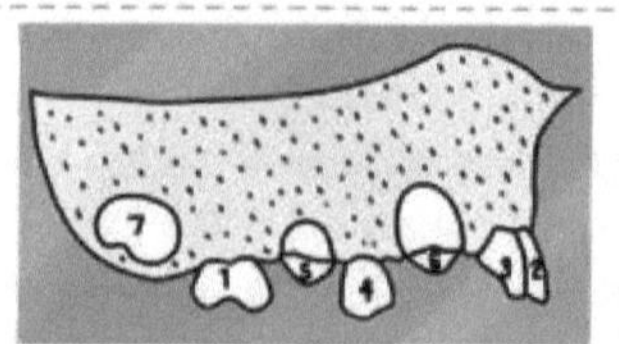

Fig. 44, Sequência de erupção no maxilar superior (Pavic 1992). Desenhado por Castro E.

Alguns autores apontam que, durante a erupção do canino, o segundo molar primário é perdido, o que permite que o primeiro pré-molar se desloque 2mm para distal, dando espaço livre para o canino permanente, que necessita de mais espaço. Outros autores concordam com a existência do movimento distal do primeiro pré-molar e apontam que

que os caninos se encaixam melhor na arcada quando irrompem simultaneamente com os segundos pré-molares κ

A sequência mais comum e favorável para o maxilar inferior (Fig. 45), segundo a maioria dos autores, é:

1. → → → Canino 1º PF 2º PF 2º M

É possível encontrar mais duas sequências com alguma frequência, que são:

2. → → → 1erPM canino 2º M 2º PM

3. → → → 1erPM Canino 2ºPM 2º M κ

Em metade dos casos, o canino inferior irrompe antes dos pré-molares inferiores, o que é benéfico, pois ajuda a manter o comprimento da arcada dentária e evita a inclinação lingual dos pré-molares inferiores.

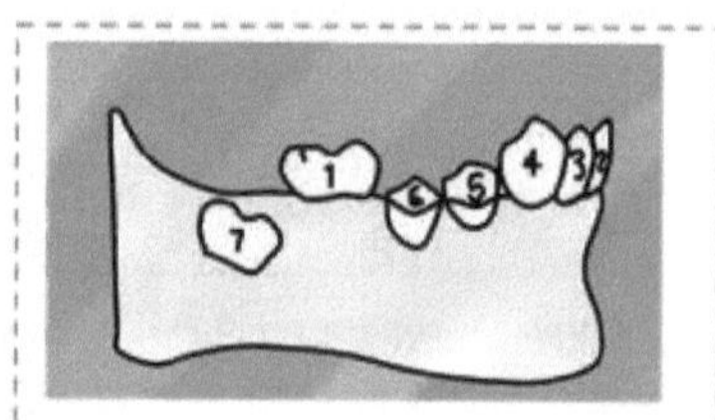

Fig. 45, Sequência de erupção no maxilar inferior (Pavic 1992). Desenhado por Castro

incisivos θ. Quando o desenvolvimento radicular do canino é mais rápido, este pode ser posicionado ligeiramente antes do primeiro pré-molar na arcada dentária θ>.

Quanto ao segundo pré-molar, existe uma variação considerável no seu desenvolvimento. No entanto, normalmente irrompe em ambas as arcadas dentárias ao mesmo tempo θ>.

Por outro lado, tem sido descrito que existem diferenças nas sequências de erupção entre os dois sexos, que são mostradas abaixo:

CRIANÇAS

- → → → 1erPM canino 2ºPM 2ºM

- → → → Canino 1erPM 2ºM 2ºPM MENINAS

- → → → 1erPM canino 2ºPM 2ºM

- → → → IerPM Canino 2ºPM 2ºM

Nos rapazes, existe uma sequência constante entre o canino e o primeiro pré-molar, enquanto existe uma diferença entre o segundo pré-molar e o segundo molar, enquanto nas raparigas existe uma sequência constante entre o segundo pré-molar e o segundo molar e a diferença encontra-se no canino e no primeiro pré-molar K

2) Desenvolvimento e erupção do segundo molar permanente.

O segundo molar permanente superior começa a sua formação de tecido duro por volta dos 2,5 a 3 meses, o segundo molar permanente inferior por volta dos 2,5 a 3 anos. Ambos completam a formação do esmalte entre os 7 e os 8 anos de idade. O segundo molar inferior superior erupciona entre os 11 e 13 anos de idade, enquanto o segundo molar superior erupciona entre os 12 e 13 anos de idade (Tabela 9). A cronologia de erupção do segundo molar permanente utilizada pelo Departamento de Odontopediatria da Faculdade de Medicina Dentária da Universidade do Chile θ encontra-se em anexo (Tabela 9).

QUADRO9:	Cronologia de desenvolvimento da dentição permanente de acordo com Logan e Kronfeld, ligeiramente modificado por McCall e Schour 5.				
Dentes	Formação de tecido duro no domicílio	Quantidade de esmalte à nascença	Esmalte acabado	Erupção	Raiz acabada
º2 EM	2½A3 meses	-	7-8 anos	12 -13 anos	14-16 anos
º2 MI	2½a3 anos	-	7-8 anos	11-13 anos	14-15 anos

TABELA 10: Cronologia de erupção na Dentição Permanente utilizada por		
Dentes Permanente	Maxila (anos)	Mandíbula (anos)
º2 Molar		
º3 Molar	30	

Quando o deslocamento dos dentes do segmento lateral estiver concluído e a arcada dentária tiver sido estabelecida a partir do primeiro molar permanente, inicia-se a erupção dos segundos molares permanentes. Antes da erupção, na maioria dos casos, o comprimento da arcada dentária será reduzido por forças eruptivas mesiais ao segundo molar permanente. Geralmente, com a erupção desse dente, a circunferência da arcada torna-se menor do que a da arcada primária, devido à utilização do espaço de deriva, sendo possível encontrar um apinhamento acentuado, dependendo da sequência e das condições de substituição dos dentes. Por outro lado, cáries e extrações prematuras do segundo molar primário causarão uma perda adicional de espaço, o que afetará a erupção e a relação da região molar. Finalmente, há casos em que o segundo molar permanente irrompe antes do segundo pré-molar; nestes casos, o espaço do dente não irrompido deve ser mantido, caso contrário, perder-se-á.

ENSAIO DA SEGUNDA UNIDADE

1. De acordo com Logan e Kronfeld, entre que idades surgem os caninos permanentes?
a) Entre os 9 anos de idade.
b) Entre os 2 anos e os 2 anos de idade.
c) Entre 9 e 5 anos de idade
d) Entre 10 e 2 anos.

2. Qual é o espaço livre do Nance?
a) A área entre o canino, o primeiro e o segundo molar primário.
b) Espaço gerado pela maior largura mesiodistal dos caninos e molares decíduos em relação aos caninos e pré-molares permanentes.
c) Este é o espaço onde se encontram os caninos e pré-molares permanentes.
d) Refere-se aos espaços fisiológicos localizados mesial e distai ao canino superior e inferior primário, respetivamente.

3. A substituição da zona de apoio de Korkhaus está correcta?
a) A sequência de substituição é a mesma para ambos os sexos.
b) TomacercadeS anos.
c) A sequência é diferente entre mandíbulas e consoante o sexo.
d) A ordem de substituição dos dentes não é um fator importante.

4. Qual é a sequência de erupção mais favorável do segmento lateral do maxilar?
a) 1º PM ÷ Canino ÷ 2º PM ÷ 2º M
b) Canino ÷ 1º PM ÷ 2º PM ÷ 2º M
c) Canino ÷ IerPM ÷ 2º M ÷ 2º PM
d) 1º PM ÷ 2º PM ÷Canino ÷ 2º M

5. Qual é a sequência de erupção mais favorável do segmento lateral do maxilar?
a) 1º PM ÷ Canino ÷ 2º PM ÷ 2º M
b) Canino ÷ 1º PM ÷ 2º PM ÷ 2º M
c) Canino ÷ IerPM ÷ 2º M ÷ 2º PM
d) 1º PM ÷ 2º PM ÷Canino ÷ 2º M

6. Porque é que é benéfico fazer irromper o canino permanente inferior antes dos pré-molares e do segundo molar inferior?
a) Porque mantém o comprimento da arcada e evita a inclinação lingual dos incisivos permanentes.
b) Porque permite gerar a neutroclusão do primeiro molar permanente.
c) Porque evita a inclinação dos incisivos permanentes kaciavestibulares.
d) Porque mantém o espaço para a erupção do primeiro molar permanente.

7. A partir de que idade termina a calcificação do segundo molar permanente?
a) Entre 2 e 3 anos.
b) Entre 2 e 3 anos.
c) Entre 7 e 8 anos.
d) Entre os anos.

1. a) Entre 9 e 12 anos de idade.

2. b) Espaço gerado pela maior largura mesiodistal dos caninos e molares decíduos em relação aos caninos e pré-molares permanentes.

3. c) A sequência é diferente entre maxilares e consoante o sexo.

4. d) 1º PM ÷ 2º PM ÷Canino ÷ 2º M

5. b) Canino ÷ 1º PM ÷ 2º PM ÷ 2º M

6. a) Porque mantém o comprimento da arcada e evita a inclinação lingual dos incisivos permanentes.

7. (c) Entre 7 e 8 anos.

III UNIDADE: FACTORES DETERMINANTES DA OCLUSÃO.

Objectivos

No final desta unidade, será capaz de explicar:

I.   *A importância do diâmetro mesiodistal do IaZSK.*

II. *Os métodos utilizados para determinar o diâmetro mesiodistal do IaZSK.*

III. *Os factores determinantes da oclusão.*

IV. *Factores gerais e locais podem afetar os determinantes oclusais.*

1) IMPORTÂNCIA DO DIÂMETRO MESIO-DISTAL

O diâmetro mesiodistal do Z.S.K. é de grande importância tanto na primeira fase da dentição mista como na segunda fase da dentição mista, devido ao facto de que durante a substituição dos dentes decíduos por dentes permanentes sofre alterações dimensionais ⅛ θ. Vários autores têm referido que o perímetro da arcada dentária diminui desde o final da dentição decídua até à idade da dentição permanente, tendo sido também descrito que a diminuição é maior nas raparigas do que nos rapazes e estabiliza após os 14 anos de idade em ambos os sexos.

O encurtamento do perímetro da arcada é frequentemente atribuído à erupção do primeiro molar permanente, que geraria um deslocamento mesial que fecha os espaços fisiológicos existentes (diastemas, o espaço de deriva) K

2) MÉTODOS DE DETERMINAÇÃO DO DIÂMETRO MESIO-DISTAL.

Para conseguir um diagnóstico e uma gestão adequada do diâmetro mesiodistal dos caninos e pré-molares antes da sua erupção, é necessário conhecer métodos que nos permitam estimar com alguma precisão este valor κ.

Para o efeito, são utilizados três parâmetros principais:

1. Medição direta da largura dos caninos e pré-molares permanentes em radiografias.

2. Através do Índice Moyers.

3. Por meio doTanakaH.

Indice de Moyers: é a relação entre a soma dos diâmetros mesiodistais dos quatro incisivos inferiores e a soma dos diâmetros que deveriam ter os caninos e pré-molares permanentes. Obtém-se aplicando a soma dos incisivos inferiores à tabela de Moyers, que dá valores para caninos e pré-molares. Normalmente, a tabela é utilizada com um percentil 75, o que significa que é válida para 75% dos casos (ver tabela).

Índice de Tanaka: é a relação entre a soma do incisivo inferior e o espaço necessário para colocar o canino permanente e os pré-molares, aplicando a seguinte fórmula

MAXILAR SUPERIOR= <u>(soma dos incisivos inferiores)</u> + 11 mm

Isto determina o espaço para o canino permanente e os pré-molares superiores de um lado.
MAXILAR INFERIOR= <u>(soma dos incisivos inferiores)</u> + 10,5 mm 2
O que determina o espaço para o canino permanente e os pré-molares inferiores de um lado.

QUADRO 11: Índice Moyers [11]

Soma dos incisivos inferiores	Maxilar superior	Maxilar inferior
19,5	20,6	20,1
	20,9	20,4
20,5	21,2	20,7
21	21,5	21
21,5	21,8	21,3
		21,6
22,5	22,3	21,9
23	22,6	22,2
23,5	22,9	22,5
	23,1	22,8
24,5	23,4	23,1
25	23,7	23,4
25,5		23,7
26	24,2	
26,5	24,5	24,3
	24,8	24,6
27,5	25	24,8
	25,3	25,1
28,5	25,6	25,4
29	25,9	25,7

3) FACTORES DETERMINANTES DA OCLUSÃO

A evolução favorável da oclusão depende de quatro factores, a saber

1. Sequência de erupção favorável.
2. Relação satisfatória entre o tamanho dos dentes e o espaço.
3. Para obter uma relação molar normal, com uma diminuição mínima do espaço disponível para os pré-molares.
4. Relação vestíbulo-lingual favorável dos processos alveolares K

Dado que os três primeiros factores foram mencionados ao longo do manual
Descreveremos o último ponto.

A) RELAÇÃO VESTÍBULO-LINGUAL

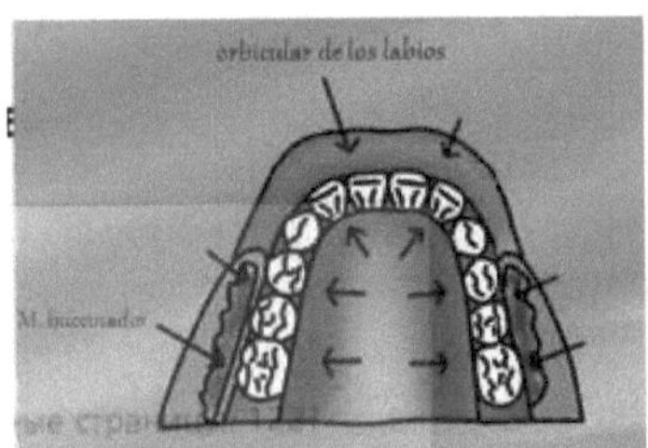

Fig. 46, Diagrama das forças exercidas sobre as arcadas dentárias (Graber 1965). Desenhado

Os dentes estão localizados entre diferentes grupos musculares. Intra-oralmente estão os músculos da língua e extra-oralmente estão os músculos orbicularis oris e bucinador na bochecha.

As forças exercidas por estes músculos sobre os dentes devem ser equilibradas de forma a permitir o seu correto posicionamento em relação ao vestíbulo lingual/palato.

Quando um ou mais dos determinantes da oclusão acima mencionados não são cumpridos, quer por factores gerais quer por factores locais, a erupção dentária e a oclusão serão prejudicadas κ

4) FACTORES GERAIS QUE AFECTAM OS DETERMINANTES OCLUSAIS

a)	Genética.

b)	Factores endócrinos pré-púberes. Influenciam a diferença de erupção dentária entre os sexos, que é de 3 a 11 meses mais cedo nas raparigas.

c)	Corrida.

d)	Dieta

e)	Doenças infecciosas e processos febris agudos. Atrasar a idade da erupção.

f)	Clima.

g)	Tipos constitucionais.

h)	Estatuto social. Alguns estudos indicam que os níveis sociais mais baixos atrasam um pouco a substituição dos dentes κ

5) FACTORES LOCAIS QUE AFECTAM OS DETERMINANTES OCLUSAIS.

a)	Cáries.

b)	Persistência dos dentes decíduos.

c)	Condições locais nas arcadas dentárias. Como traumatismos ou maus hábitos.

d)	Ausência de germe ou desenvolvimento aberrante do dente permanente K

ENSAIO DA TERCEIRA UNIDADE

1.	A que se deve o encurtamento da arcada dentária após a conclusão da dentição decidua?

a)	Aquando da erupção do primeiro molar permanente.

b)	Para a substituição da ZSK.

c)	A influência dos factores endócrinos.

d)	À força eruptiva do canino permanente.

2.	Qual dos seguintes métodos pode ser utilizado para determinar o diâmetro mesiodistal dos caninos e pré-molares permanentes antes da erupção?

a) Medição da largura de caninos e pré-molares permanentes em modelos de gesso.

b) Medição da largura dos caninos e molares primários em radiografias.

c) Medição da largura dos caninos e pré-molares permanentes em radiografias.

d) Medição da largura de caninos e molares permanentes em modelos de gesso.

3. Como é obtido o índice Moyers?

a) Aplicar a soma dos incisivos inferiores a uma tabela que dá valores para caninos e pré-molares de acordo com a mandíbula.

b) Estabelecer a relação entre a soma dos incisivos inferiores e o espaço necessário para colocar os caninos e pré-molares permanentes, de acordo com uma fórmula.

c) Medição da largura mesiodistal do canino e dos pré-molares permanentes numa radiografia.

d) Medição da largura mesiodistal do canino permanente e dos pré-molares num molde de gesso.

4. Como se obtém o índice de Tanaka?

a) Aplicar a soma dos incisivos inferiores a uma tabela que dá valores para caninos e pré-molares de acordo com a mandíbula.

b) Estabelecer a relação entre a soma dos incisivos inferiores e o espaço necessário para colocar os caninos e pré-molares permanentes, de acordo com uma fórmula.

c) Medição da largura mesiodistal do canino e dos pré-molares permanentes numa radiografia.

d) Medição da largura mesiodistal do canino e pré-molares permanentes num modelo de gesso.

5. Qual das seguintes opções é um fator determinante da oclusão?

a) Relação das superfícies distais dos segundos molares decíduos.

b) Classe de ângulo.

c) Classe esquelética.

d) Sequência favorável de erupção.

6. De que depende a obtenção de uma relação vestíbulo-lingual favorável dos dentes?

a) Que as forças exercidas pelos músculos linguais sobre os dentes são maiores do que as exercidas por vestibular sobre os dentes.

b) Que as forças exercidas pelos músculos linguais sobre os dentes são menores do que as exercidas por via vestibular sobre eles.

c) Que não existem forças a atuar sobre os dentes.

d) Que as forças exercidas pelos músculos linguais e vestibulares dos dentes estejam equilibradas.

7. Que factores gerais podem afetar os determinantes oclusais?

a) Cáries.

b) Persistência dos dentes decíduos.

c) Genética.

d) Maus hábitos.

SOLUÇÕES PARA O TERCEIRO TESTE UNITÁRIO

1. (a) Na erupção do primeiro molar permanente.

2. c) Medição da largura dos caninos e pré-molares permanentes em radiografias.

3.   a) Aplicando a soma dos incisivos inferiores a uma tabela que dá valores para caninos e pré-molares de acordo com a mandíbula.

4.   b) Estabelecer a relação entre a soma dos incisivos inferiores e o espaço necessário para colocar o canino permanente e os pré-molares, de acordo com uma fórmula.

5.   d) Sequência de erupção favorável.

6.   d) Que as forças exercidas pelos músculos linguais e vestibulares dos dentes estejam equilibradas.

7.   c) Genética.

REFERÊNCIAS

1.   Pavic M., Cauvi D., Espinoza A. Características da dentição mista de segundo estágio numa amostra de crianças da área metropolitana. [Tese para a obtenção do grau de cirurgião - dentista]. Santiago. Universidade do Chile, Faculdade de Odontologia, Ortopedia Dentomaxilar. 1992. P.4- 30, 81 - 83.

2.   Hotz R., Rinderer L., Stöckli P., Ben - Zur E. Orthodontics in daily practice 2nd Edition. Espanha: Editorial Científico. Médica. 1974. P. 36-45.

3.   Mayoral J., Mayoral G., GraberT. Ortodontia: Princípios Fundamentais e Prática. 3 °Edição. Barcelona: Editorial Labor. 1977. P. 57-68.

4.   Proffit W., Fields H. Sarver D. Ortodontia Contemporânea. 4 °Edição. Espanha: Elsevier. 2008. P. 139.

5.   Boj J., Catalá M., García-Ballesta C., Mendoza A., Planells P. Odontopediatria, la evolución del niño al adulto joven. I °Edicion. Madrid: RipanoS.A. 2011. P.81-84.

6.   Pinto M. Anatomia dentária e evolução de uma dentição. Guia prático. Universidade do Chile, Faculdade de Odontologia, Disciplina de Odontopediatria. 2013.

7.   Nakata M., Wei S. Guía Oclusal en Odontopediatria. I °Edição, Venezuela: Actualidades medico odontologicas S.A. 1992. P.22 -23.

8.   °Moyers R. "Manual de Ortodoncia" 4 Edição. Argentina: Editorial médica Panamericana. 1992. P. 139 - 142.

9.   Bruhn C., Hofrath H., Korkhaus G. Ortodontia. 2 °edição. Volume IV. Barcelona: Editorial Labor. 1944. P. 122 -140.

10.   Braham R., Morris M. Odontopediatria. I °Edição. Buenos Aires: Editorial médica Panamericana. 1984. P. 383-385.

11.   Bustamante S., Cauvi D. " Análise de modelos para ortopedia e Ortodontia". SantiagoiUniversidade do Chile, Faculdade de Odontologia, Departamento de Ortopedia Infantil e Dentomaxilar, Área Dentomaxilar. P. 26-29.

12.   GraberT-M-Orthodontics: Principles and Practice. I °Edicion-Argentina: EditorialMundi. 1965. P. 88 - 91.

PROVA FINAL

1. Em que semana aparecem as proeminências faciais?
a) ⁰G Semanadeprovasemtrauterina.
b) ⁰S Semanadeprovasemtrauterina.
c) 4º mês de vida intra-uterina.
d) 4ª semana de vida intra-uterina.

2. Que estrutura é formada a partir da junção das proeminências nasais mediais e maxilares?
a) Fossa nasal.
b) Coanasprimitivos.
c) Labiosuperior.
d) Cumes palatinos.

3. Que dentes contêm o "componente palatino" do segmento intermaxilar?
a) Caninos e incisivos superiores.
b) Incisivos inferiores.
c) Pré-molares e molares superiores.
d) Incisivos superiores.

4. Entre que semana(s) podemos encontrar "descendência embrionária"?
a) Durante a décima semana de vida intra-uterina.
b) Da décima primeira à décima segunda semana de vida intra-uterina.
c) Desde a décima segunda semana de vida intra-uterina até ao nascimento.
d) Durante a décima segunda semana de vida intra-uterina.

5. Em que fase da odontogénese é que as células da papila se diferenciam em odontoblastos?
a) EtapadeYema.
b) Fase da tampa do compartimento do motor.
c) Palco Campana.
d) Fase de filme dentário.

6. Quando é que começa a formação dos germes dos dentes decíduos?
a) ⁰4 semanas de vida intrauterina.
b) ⁰4 meses de vida intrauterina.
c) ⁰G Semanadeprovasemtrauterina.
d) ⁰6 meses de vida intrauterina.

7. O que são impulsores de aspiração?
a) Cordão fibroso localizado na região oclusal dos incisivos e caninos.
b) Proeminências radiais localizadas ao nível dos lábios.
c) Estruturas segmentadas que cobrem os processos alveolares.
d) Prominências localizadas em ambos os lados do palato.

8. Em que poderia evoluir uma "Box Top Occlusion", segundo Schwarz?
a) Mordida Coberta.
b) Mordida aberta.
c) Mordida cruzada.
d) Aglomeração de pessoas.

9. Qual é a posição dos germes dentários no interior dos maxilares entre os 0 e os 5 meses de idade?

a) Alinhado.

b) Cheio de gente e cambaleante.

c) Rodado.

d) Cambaleante.

10. qual é o nível de calcificação do primeiro molar primário à nascença?

a) Coroa quase totalmente calcificada.

b) Dois terços da coroa calcificaram.

c) Um terço da coroa calcificou.

d) Vértice da cúspide mesiovestibular calcificado.

11. O que acontece durante a primeira fase da amamentação?

a) A mandíbula desce e forma-se um vácuo na região anterior, mantendo-se a região posterior fechada.

b) É gerado o primeiro avanço fisiológico da oclusão.

c) A língua tem a forma de uma colher.

d) O maxilar inferior desliza para a frente.

12. O que é uma "emergência dentária"?

a) O tempo em que o dente está presente na boca sem entrar em contacto com o seu antagonista.

b) É a migração intra-alveolar do dente.

c) Quando o dente perfura a gengiva mas não é visível mais de 3 mm.

d) O momento em que o dente inicia o seu movimento para a cavidade oral.

13. Quando é que ocorre o primeiro levantamento fisiológico da oclusão?

a) Com a erupção dos primeiros quatro molares permanentes.

b) Com a erupção dos quatro segundos molares permanentes.

c) Com a erupção dos primeiros molares primários.

d) Com a erupção e a oclusão dos primeiros quatro molares primários.

14. Com que idade é que a dentição primária está completamente erupcionada?

a) Aos 6 meses de idade.

b) Aos 2 anos de idade.

c) Aos 2,5 anos de idade.

d) Aos 6 anos de idade.

15. Como se processa o crescimento mandibular-sagital?

a) Por aposição óssea distai e reabsorção mesial dos ramos ascendentes da mandíbula.

b) Por aposição na zona da tuberosidade.

c) Por reabsorção distai e aposição mesial do ramo mandibular.

d) Por aposição interna e reabsorção interna do corpo mandibular.

16. Qual é o passo e o degrau aos 2 anos de idade?

a) 2, 5 mm para ambos.

b) 2,6 e 2,7 mm, respetivamente.

c) Im para ambos.

d) 0,5 milímetros, respetivamente.

17. Como é que é a implantação de dentes decíduos aos 3 anos de idade?

a) Perpendicular ao plano oclusal.

b) Apresentam uma inclinação caciavestibular.

c) Apresentam uma sobremordida fisiológica.

d) Os dentes anteroinferiores são inclinados para a língua.

18. Como é a relação de contacto oclusal aos 3 anos de idade?

a) O desgaste oclusal-fisiológico está presente.

b) Há uma mudança brusca.

c) Existe uma relação fraca entre a cúspide e a fossa.

d) Os espaços primatas estão presentes.

19. O que é o "campo molar"?

a) Que as faces distais dos segundos molares primários estão no mesmo plano vertical.

b) Que as faces distais dos primeiros molares primários estão no mesmo plano vertical.

c) Espaço de 9 mm distal aos segundos molares primários.

d) Espaço que permite a erupção do primeiro molar primário.

20. Como é a relação de contacto oclusal aos 5 anos de idade?

a) Existe uma malha acentuada, devido à relação cúspide-fossa.

b) Os espaços fisiológicos estão presentes.

c) A engrenagem é pouco pronunciada, devido ao desgaste fisiológico.

d) pode ser observada a presença de plano pós-lacrimal, degrau mesial ou distal.

21. ⁰Entre que idades se desenvolve a fase da Dentição Mista I?

a) 5,5 a 9 anos de idade.

b) 5 a 9 anos de idade.

c) 6 a 0 anos de idade.

d) 9 a 2 anos de idade.

22. Quando se inicia a organogénese do primeiro molar permanente?

a) ⁰4 mesesVida intra-uterina

b) ⁰6 meses de vida intrauterina.

c) ⁰7 meses de vida intrauterina.

d) ⁰4 semanas de vida intrauterina.

23. Qual é a direção de erupção do primeiro molar permanente superior?

a) Para baixo e para trás.

b) Para cima e para trás.

c) Para baixo e para a frente.

d) Para baixo e em direção ao vestibular.

24. Qual destes mecanismos consegue a neutroclusão do primeiro molar permanente a partir de uma relação no plano pós-lacrimal?

a) Avanço mesial da mandíbula.

b) Primeira descoberta fisiológica.

c) Segundo relevância fisiológica.

d) Degrau mesial.

25. Com que idade ocorre a erupção do incisivo central inferior permanente, de acordo com Logan e Kronfeld?

a) Entre 8 e 9 anos de idade.

b) Entre 6 e 7 anos

c) Entre 7 e 8 anos de idade.

d) Entre 9 e 10 anos de idade.

26. Porque é que o aumento da arcada anterior ocorre durante a substituição dos incisivos?

a) Porque os incisivos permanentes têm um eixo de implantação mais acentuado do que os incisivos primários.

b) A presença de espaços fisiológicos na dentição decídua.

c) Para a erupção mais vestibular dos incisivos permanentes, 2 a 3 mm em relação aos incisivos primários.

d) O aparecimento do diastema entre os incisivos centrais permanentes durante a sua erupção.

27. °Qual é a definição de dentição mista de 2 fases?

a) Fase que se desenvolve entre os 5 e os 9 anos de idade, onde estão presentes os dentes decíduos e permanentes.

b) Condição em que tanto os dentes decíduos como os permanentes podem ser observados na boca.

c) Fase dos 9 aos 12 anos de idade em que ocorre a erupção do primeiro molar e dos incisivos permanentes.

d) Fase que se inicia com a substituição dos dentes na zona de suporte da Korkhaus e varia entre os 9 e os 12 anos.

28. Que dentes constituem a zona de apoio do Korkhaus?

a) Caninos e molares permanentes e permanentes e permanentes.

b) Caninos e molares primários.

c) Incisivo lateral, canino e molar primário.

d) Incisivo lateral, canino e molar permanente.

29. Com que idade irrompe o primeiro pré-molar superior, de acordo com Logan e Kronfeld?

a) Todos os anos

b) 10yl2years

c) llyl2anos

d) 13yl4years.

30. O que é o "Lee way Space"?

a) Espaço distal aos segundos molares primários.

b) Espaços distais ao canino primário superior e distais ao canino primário inferior.

c) Espaço gerado pela diferença na soma das larguras mesiodistais dos caninos e molares decíduos em relação aos caninos e pré-molares permanentes.

d) Espaço criado entre os incisivos centrais permanentes durante a erupção.

31. O que está correto em relação aos dentes que se encontram na zona de apoio do Korkhaus?

a) O segundo pré-molar é maior do que o segundo molar primário.

b) O canino permanente é mais pequeno do que o canino primário.

c) O canino permanente tem o mesmo tamanho que o canino primário.

d)   O primeiro pré-molar é semelhante em tamanho ao primeiro molar primário.

32. Qual é a sequência de erupção do segmento lateral na maxila?

a)   Primeiro pré-molar, segundo pré-molar, canino e segundo molar permanente.

b)   Segundo pré-molar, primeiro pré-molar, canino e segundo molar permanente.

c)   Canino, primeiro pré-molar, segundo pré-molar e segundo molar permanente.

d)   Segundo pré-molar, primeiro pré-molar, segundo molar permanente e canino.

33. Qual é a sequência mais favorável de erupção do segmento lateral para maxilar?

a)   Canino, segundo, pré-molar, primeiro pré-molar e segundo molar.

b)   Canino, primeiro pré-molar, segundo pré-molar e segundo molar.

c)   Primeiro pré-molar, segundo pré-molar, canino e segundo molar.

d)   Segundo molar, canino, primeiro pré-molar, segundo pré-molar.

34. Com que idade termina a formação do esmalte do segundo molar permanente, de acordo com Logan e Kronfeld?

a)   12 a 13 anos de idade

b)   2 a 3 anos

c)   7 a 8 anos

d)   14 a 16 anos.

35. O que é que o índice Moyers e Tanaka mede?

a)   A soma dos incisivos inferiores

b)   O diâmetro mesiodistal dos caninos e molares primários.

c)   O diâmetro mesiodistal dos caninos e molares permanentes.

d)   O diâmetro mesiodistal dos caninos e pré-molares permanentes, antes da erupção.

36. Que fator local afecta os determinantes oclusais?

a)   Trauma.

b)   Genética.

c)   Dieta.

d) Tipos constitucionais.

SOLUÇÕES PARA O TESTE FINAL.

1. (c) 4º mês de vida intra-uterina.
2. (c) Lábio superior.
3. (d) Incisivos superiores.
4. (b) Da décima primeira à décima segunda semana de vida intra-uterina.
5. c) Etapa Campana.
6. ºc) 6 semanas de vida intra-uterina.
7. b) Proeminências radiais situadas ao nível dos lábios.
8. a) Mordedura coberta.
9. a) Alinhado.
10. c) Um terço da coroa calcificada.
11. a) A mandíbula desce e forma-se um vácuo na região anterior e a região posterior permanece fechada.
12. (c) Quando o dente perfura a gengiva mas não é visível mais de 3 mm.
13. d) Com a erupção e oclusão dos primeiros quatro molares decíduos.
14. (c) Aos 2,5 anos de idade.
15. a) Por aposição óssea distal e reabsorção mesial dos ramos ascendentes da mandíbula.
16. c) Imm para ambos.
17. (a) Perpendicular ao plano oclusal.
18. b) Existe uma mudança brusca.
19. (c) Espaço de 9 mm distal aos segundos molares primários.
20. c) Há uma engrenagem pouco pronunciada, devido ao desgaste fisiológico. 21.a) 5,5 a 9 anos de idade.
22. ºa)4 meses de vida intra-uterina
23. a) Para baixo e para trás.
24. a) Avanço mesial da mandíbula.
25. (b) Entre 6 e 7 anos
26. c) Pela erupção mais vestibular dos incisivos permanentes, 2 a 3 mm em relação aos incisivos primários.
27. d) Fase que se inicia com a substituição dos dentes da Zona de Apoio do Korkhaus e que vai dos 9 aos 12 anos de idade.
28. b) Caninos e molares primários.
29. b) 10 e 12 anos
30. c) Espaço gerado pela diferença da soma das larguras mesiodistais dos caninos e molares decíduos em relação aos caninos e pré-molares permanentes.
31. d) O primeiro pré-molar é semelhante em tamanho ao primeiro molar primário.
32. a) Primeiro pré-molar, segundo pré-molar, canino e segundo molar permanente.
33. (b) Canino, primeiro pré-molar, segundo pré-molar e segundo molar.
34. c)7 a 8 anos
35. d) O diâmetro mesiodistal dos caninos e pré-molares permanentes, antes da erupção.
36. a) Traumatismo.

1) DESENVOLVIMENTO E ERUPÇÃO DOS INCISIVOS PERMANENTES.

De acordo com a cronologia de Logan e Kronfeld, modificada por McCall e Schour, tanto os incisivos centrais superiores e inferiores como os incisivos laterais inferiores apresentam os primeiros sinais de calcificação 3 a 4 meses após o nascimento. Por outro lado, os incisivos laterais superiores começam a calcificar aproximadamente aos 10 a 12 meses de idade. A calcificação dos oito incisivos permanentes completa-se entre os 4 e os 5 anos de idade K

Quanto à sua erupção, de acordo com a cronologia utilizada por Logan e Kronfeld modificada por McCall e Schour (Tabela 5), esta ocorre pela seguinte ordem: para os incisivos centrais inferiores entre os 6 e 7 anos de idade, incisivos centrais inferiores laterais e superiores entre os 7 e 8 anos de idade e para os incisivos laterais superiores entre os 8 e 9 anos de idade. [1]Para além disso, anexa-se a cronologia de erupção utilizada pelo Departamento de Odontopediatria da Faculdade de Medicina Dentária da Universidade do Chile (Tabela 6).

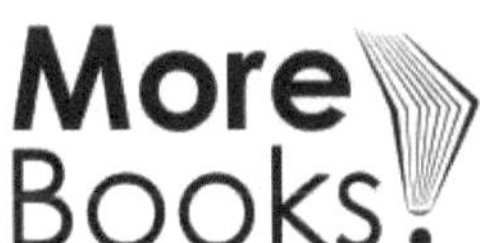

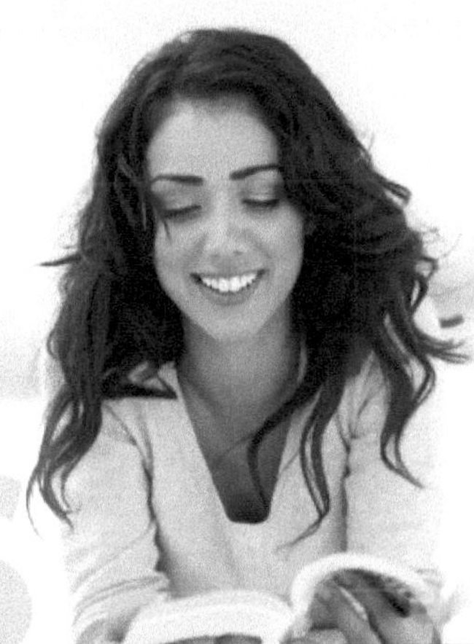

yes I want morebooks!

Buy your books fast and straightforward online - at one of world's fastest growing online book stores! Environmentally sound due to Print-on-Demand technologies.

Buy your books online at
www.morebooks.shop

Compre os seus livros mais rápido e diretamente na internet, em uma das livrarias on-line com o maior crescimento no mundo! Produção que protege o meio ambiente através das tecnologias de impressão sob demanda.

Compre os seus livros on-line em
www.morebooks.shop

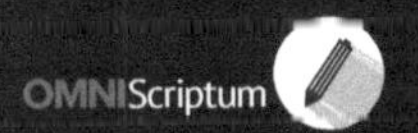

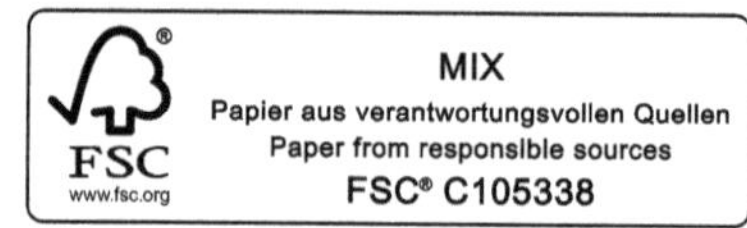

Printed by Books on Demand GmbH, Norderstedt / Germany